中国本科医学院校概览

Directory of Medical Schools in China

主　编　林　雷

编　委（按姓名拼音排序）

陈蓉蓉　何　珂　黄贺达　林　雷　温建明

吴爱民　叶　凯　周德锋

复旦大学出版社

前　言

医教协同是我国当前医学教育改革与发展所面临的主要课题之一。准确把握医疗卫生事业人力需求与医学教育事业人才供给情况,是实现医教协同的基础性工作。从供给侧来看,当前有一个看似简单却尚未有明确答案的问题,那就是:中国目前有多少所医学院校? 这个问题也是本书首先需要解决的。

1984 年,我国先后出版了两部全面反映中华人民共和国成立后教育工作和医药卫生工作的资料性工具书。前者是中国大百科全书出版社出版的《中国教育年鉴 1949—1981》,该书由时任教育部党组成员、中国教育学会副会长张健主编。该书的"全日制高等教育"部分附录了 1981 年全国高等医药院校名单及分校招生计划。后者是人民卫生出版社出版的《中国卫生年鉴 1983》,该书由时任卫生部部长崔月犁作为编辑委员会主任委员,附有全国高等医药院校名录(截至 1982 年年底)。这两部年鉴可被视为中华人民共和国成立后首次以权威渠道公布全国医药院校名单的重要文献。

《中国教育年鉴 1949—1981》中的"1981 年全国高等医药院校名单"收录了116 所学校,《中国卫生年鉴 1983》中的"全国高等医药院校名录"收录了 118 所学校。两者是基本一致的,细节不同之处在于后者增加了 1982 年新建的大理医学院和筹建中的河北中医学院,另有个别学校在 1981—1982 年间更名。1982 年的 118 所学校,如不计南京药学院和沈阳药学院(现为中国药科大学和沈阳药科大学),其余 116 所医学院校中,有 71 所是设置有医学本科专业的学校(包括独立建制的西医院校 67 所,以及暨南大学、吉首大学、西北民族学院、西藏民族学院内设的医学院系)、22 所医学专科学校及 23 所中医学院。

1988 年,世界卫生组织出版了《世界医学院校名录》(第 6 版),反映了1983—1984 学年度全球医学院校的分布情况,收录了中国 114 所医学院校(台湾省的资料暂缺）。与上述116所院校相比,统计口径完全一致,只是少了当时已经撤销的西藏医学院和吉首大学医学系。

通过相互对照和验证,我们可以确认上述三份名单的准确性和权威性。然而,20世纪90年代以来,国内没有再看到这样的名单了。《世界医学院校名录》虽然在持续更新,但仍难以跟上中国高等医学教育的快速发展变化。为此,本书首先参照上述三份名单的统计口径,结合我国医学教育改革发展的现状,整理目前的中国医学院校名单。为突出重点,本书仅呈现本科医学院校。本书将当前中国本科医学院校的统计口径界定为"开设临床医学或中医学(含民族医学)本科专业的高等教育机构"。

在确定当前中国医学院校名单的基础上,我们还根据高等医学教育的特点,结合目前所能搜集到的各类公开的官方资料,介绍各医学院校的基本情况,以期在有限篇幅内,在一定程度上展示各校的历史与现实、规模与结构、优势和特色;在格式上力求整齐划一,便于读者作横向比较。

由于我们水平有限,再加上书中资料和数据均由手工采集和整理,难免有不妥之处,恳切希望读者批评指正,帮助我们改正后重印或再版,并为医教协同工作的推进发挥有益的作用。

在本书的编写过程中,得到温州医科大学前校长、教育部临床医学专业教学指导委员会副主任吕帆教授,国务院学位委员会学科评议组成员、温州医科大学瞿佳教授,温州医科大学副校长朱雪波教授,北京大学医学部副主任王维民教授的大力支持;温州医科大学楼永良教授、周健民教授、叶发青教授、余清教授,发展规划处王世泽处长,体育科学学院陈素云书记,教学发展中心金伟琼主任,教务处卢丽笋副处长,医学科普作家慕景强博士等也给予了我们许多帮助,在此一并表示衷心的感谢!

林 雷

2024年8月

凡 例

一、本书所谓"本科医学院校"，是指开设临床医学或中医学(含民族医学)本科专业的高等教育机构。数据收集时间截至 2023 年年底。

二、当前，我国综合性或多科性大学中的医学教育，多数由一个学院或学部统筹管理，在本书中直接称"××大学医学院(部)"或"××学院医学院(部)"；也有少数高校，其医学教育分散于若干平行的教学单位，在本书中则以"××大学(医科)"或"××学院(医科)"表示。

三、正文中部分院校标题下，加了"自主划线""双一流""保研"等文字。"保研"指具有推荐优秀应届本科毕业生免试攻读硕士学位研究生资格；"自主划线"指考研初试的分数线由学校自己划定，而不用参考国家统一划定的分数线。

四、正文中各校医学类本科专业设置是根据教育部高等教育司编的《中国普通高等学校本科专业设置大全(2009 年版)》(首都师范大学出版社出版)以及 2010 年以来教育部网站公布的本科院校及专业设置审批和备案结果动态更新、整理而来。专业名称前标"☆"者是国家级特色专业建设点。医学类专业毕业生数主要根据各校公布的毕业生就业质量年度报告、本科教学质量年度报告整理得来；该数据不含成人教育学生，也不含港澳台学生和外国留学生。

五、正文中各校"医学类博士/硕士学位授权一级学科"是根据国务院学位委员会办公室编的《中国学位授予单位名册(2006 年版)》(高等教育出版社出版)以及 2010 年以来教育部公布的学位授权审核和动态调整结果整理。学科名称下划线者，表示相应学科可授予博士和硕士学位；未加划线者表示只有硕士学位授权。

六、中外合作办学专业的有关信息来自"教育部中外合作办学监管工作信息平台"与学校官网。

七、各校直属附属医院名称后标"＊"者,表示住院医师规范化培训基地,是根据国家卫生行政部门公布的住院医师规范化培训基地名单整理而来。

八、各医学院校的历史沿革,是根据学校官网有关信息以及教育部发展规划司编的《中国高等学校大全(2015 年版)》编辑整理而来,同时参考了有关学校编写出版的校史资料。

九、本书在介绍院校时用到的"通过认证的专业及认证时间",该认证系指国际上广泛采用的高等学校专业教育质量认证,我国教育部于 2008 年成立了医学教育认证专家委员会,成建制推进医学类专业认证;"认证时间"系指最近一次认证的时间。

十、"近两届国家级教学成果奖获奖项目"是根据教育部公布的 2018 年、2022 年国家级教学成果奖获奖项目名单整理而来,只列相关院校作为第一完成单位的成果。

十一、正文中院校名称后标"＃"的,是独立学院。鉴于独立学院的实际情况及发展趋势,该类院校一律不设"通过认证的专业及认证时间""医学类博士/硕士学位授权一级学科""医学类专业学位类别""近两届国家级教学成果奖获奖成果""直属附属医院"等条目。

十二、本书中院校所在区域系按我国省级行政区划的代码排序。

目　录

中国本科医学院校概述

我国高等医学教育发端于 19 世纪中期的教会医学院校。随着"洋务运动"的兴起,政府和爱国人士开始自主办学。北洋政府时期,随着壬子癸丑学制的推行,各类高等医学教育机构的办学行为逐步规范;与此同时,很多外国主办的医学院校被中国逐步收回。国民政府时期,西医学教育基本完成了"本土化"。同时,中医学教育在西医学教育的影响下,由传统的师承制转变为学校教育。

新中国成立后,人民政府先后接管了公/私立医学院校,并新建了一批医学院校。仿照苏联模式,使医科从综合性或多科性大学分离出来,同时调整了部分医学院校的地域布局。1956 年,国务院批准设立最早的 4 所中医学院,开创中医药高等教育的先河。从"大跃进"到"文化大革命"期间,医学院校的发展经历了大起大落;这一时期的医学院校大多独立设置。

从 20 世纪 80 年代至今,医学院校处于多样化发展时期。20 世纪 90 年代后,我国大力推进以"共建、调整、合作、合并"为方针的高等教育体制改革,其中医学院校与综合性大学或多科性大学合并成为高校改革重要的部分。当前,学科交叉融合发展趋势日益明显,在"新医科"建设的新形势下,我国医学院校的发展进一步多元化,其中一个重要的特点是一批以工科见长的高校举办起医学教育,培养临床医学人才。

截至 2023 年底,全国(不含港澳台)共有本科层次医学院校 223 所(含 28 所独立学院),其中 200 所学校(含 22 所独立学院)开设了临床医学本科(含长学制)专业,70 所学校(含 9 所独立学院)开设了中医学(含民族医学)本科专业(详见表 1)。

表 1 医学院校分布一览表

| 省份 | 医学院校数 | 专业布点数 | | 省份 | 医学院校数 | 专业布点数 | |
		临床医学	中医学			临床医学	中医学
北京	5	4	2	湖北	17	16	3
天津	5	5	1	湖南	12	11	3
河北	10	8	7	广东	14	14	4
山西	5	4	2	广西	6	5	2
内蒙古	4	4	4	海南	1	1	1
辽宁	10	8	2	重庆	4	3	2
吉林	6	5	3	四川	9	8	4
黑龙江	5	4	1	贵州	6	4	2
上海	6	5	2	云南	8	6	2
江苏	13	12	2	西藏	3	2	1
浙江	18	18	4	陕西	6	6	1
安徽	7	6	1	甘肃	5	5	1
福建	6	6	2	青海	1	1	1
江西	6	6	3	宁夏	1	1	1
山东	8	6	3	新疆	4	4	1
河南	11	10	2	全国	223	200	70

　　学科专业是高等医学院校人才培养的重要依据。针对本科教育层次,在1955 年高等学校院系调整基本结束时,我国高校医药本科专业设置有医学、公共卫生、口腔医学、药学和儿科医学等 5 种;为适应医学科学和卫生健康事业整体发展的需求,我国教育主管部门与时俱进地调整了医学类本科专业设置与结构,在"大医学"背景下培养临床医生和其他各类医学相关人才。根据教育部颁布的《普通高等学校本科专业目录(2023 年版)》,目前医学门类下设 11 个专业类、62 种专业(表2)。临床医学类专业、口腔医学类专业、中医学类专业、中西医结合类专业以及基础医学、法医学、预防医学、妇幼保健医学、卫生监督等专业授予医学学位,其他专业授予理学或工学学位。

表2 医学类本科专业一览表

专业类	专业名称
基础医学类	基础医学、生物医学、生物医学科学
临床医学类	临床医学、麻醉学、医学影像学、眼视光医学、精神医学、放射医学、儿科学
口腔医学类	口腔医学
公共卫生与预防医学类	预防医学、食品卫生与营养学、妇幼保健医学、卫生监督、全球健康学、运动与公共健康
中医学类	中医学、针灸推拿学、藏医学、蒙医学、维医学、壮医学、哈医学、傣医学、回医学、中医康复学、中医养生学、中医儿科学、中医骨伤科学
中西医结合类	中西医临床医学
药学类	药学、药物制剂、临床药学、药事管理、药物分析、药物化学、海洋药学、化妆品科学与技术
中药学类	中药学、中药资源与开发、藏药学、蒙药学、中药制药、中草药栽培与鉴定
法医学类	法医学
医学技术类	医学检验技术、医学实验技术、医学影像技术、眼视光学、康复治疗学、口腔医学技术、卫生检验与检疫、听力与言语康复学、康复物理治疗、康复作业治疗、智能医学工程、生物医药数据科学、智能影像工程、医工学
护理学类	护理学、助产学

　　针对研究生教育层次,自我国建立学位制度以来,先后于1983年、1990年、1997年、2011年、2022年发布了5版研究生教育学科专业目录。现已确立了"学术型与应用型两类人才培养同等重要、学术学位与专业学位分类发展"的导向。根据国务院学位委员会公布的《研究生教育学科专业目录(2022年)》,医学门类研究生教育学科专业包括了11个一级学科和9个专业学位类别。一级学科可以授予医学或理学学术学位,专业学位按类别授予相应学位(表3)。223所医学院校中,有99所学校培养医学类博士研究生,151所学校培养医学类硕士研究生。

表3 医学类研究生教育学科专业一览表

学位分类	学科专业名称	学位名称
学术学位	基础医学	医学、理学
	临床医学	医学
	口腔医学	医学
	公共卫生与预防医学	医学、理学

续　表

学位分类	学科名称	学位名称
	中医学	医学
	中西医结合	医学
	药学	医学、理学
	中药学	医学、理学
	特种医学	医学
	护理学	医学、理学
	法医学	医学
专业学位	临床医学	临床医学硕士、博士
	口腔医学	口腔医学硕士、博士
	公共卫生	公共卫生硕士、博士
	护理	护理硕士
	药学	药学硕士、博士
	中药	中药硕士
	中医	中医硕士、博士
	医学技术	医学技术硕士、博士
	针灸	针灸硕士

2020 年,全国普通高等教育本科以上层次医学教育招生和毕业生规模如下(不含港澳台学生和外国留学生)。

表 4　2020 年医学门类及主要专业招生与毕业生数

门类	博士		硕士		本科	
	招生数	毕业生数	招生数	毕业生数	招生数	毕业生数
医学门类	17 948	10 634	112 792	69 771	312 504	288 359
临床医学类	9 892	5 962	55 300	36 453	97 502	94 152
中医学类①	1 849	938	15 468	10 790	30 395	33 414

数据来源:中国协和医科大学出版社出版的《中国卫生健康人力量发展报告 2015—2020》和国家中医药管理局发布的 2020 年全国中医药统计摘编。

———————————

① 本书对中医学类专业学生数的统计包含中西医结合类专业。

　　我国医学教育学制体系较为复杂,现正逐步走向规范。绝大多数医学院校采用五年制培养本科临床医学人才;1988 年后,举办临床医学长学制的院校开始逐步增加。我国原来有 42 所高校开展七年制临床医学教育(含中医学、口腔医学、眼视光医学),从 2015 年起,这类七年制教育转入"5＋3"一体化医学教育,即五年制本科阶段合格者直接进入本校与住院医师规范化培训有机衔接的 3 年临床医学硕士专业学位研究生教育阶段。此后,教育部又增补了一批开展"5＋3"一体化医学教育的院校。我国有 14 所高校经国务院学位委员会批准举办本博连读八年制临床医学教育,6 所高校举办九年制中医学教育。另外,北京协和医学院、上海交通大学、浙江大学等少数学校还招收非医学类专业的本科毕业生,进入本科医学教育,培养兼具多学科背景的复合型医学人才。

　　我国已经基本建立以"5＋3"(5 年临床医学本科教育＋3 年住院医师规范化培训或 3 年临床医学硕士专业学位研究生教育)为主体、以"3＋2"(3 年临床医学专科教育＋2 年助理全科医生培训)为补充的临床医学人才培养体系。2015 年,全国各省(区、市)全面启动住院医师规范化培训,即完成院校教育的毕业医学生以住院医师的身份接受旨在提高职业素养和临床规范诊疗能力的系统性、规范化培训。所有新招收的临床医学硕士专业学位研究生,同时也是参加住院医师规范化培训的学员。截至 2023 年,全国有 1095 家住院医师规范化培训基地,其中 301 家是高等学校的直属附属医院。除独立学院外的 195 所医学院校中,有 149 所学校拥有作为住院医师规范化培训基地的直属附属医院。

　　为加强对医学教育办学质量的宏观管理,我国积极推进建立与国际实质等效、具有中国特色的医学教育专业认证制度工作。2006 年以来,已有 150 多所高等医学院校的 300 多个本科专业点通过了教育部教育质量评估中心联合各有关专业认证工作委员会(或教学指导委员会)进行的临床医学、中医学、口腔医学、护理学、药学、中药学专业认证。中国教育国际交流协会从 2023 年起组织开展了来华留学生临床医学专业本科教育(英语授课)质量认证工作。

　　我国于 1998 年颁布《中华人民共和国执业医师法》,规定国家实行医师资格考试制度。医师资格考试分为执业医师资格考试和执业助理医师资格考试,考试类别分为临床、中医(包括中医、民族医、中西医结合)、口腔、公共卫生 4 类。考试分两步进行,首先进行的是实践技能考试,然后进行医学综合理论考试。卫生技术人员需要通过医师资格考试,获得国务院卫生行政部门统一颁发执业医师资格证书或执业助理医师资格证书,才具有独立从事医疗活动的资格。

北　京　市

北京市共有5所本科医学院校,都可培养医学博士,其中4所进入国家"双一流"建设行列;共拥有19所直属附属医院,其中13所是国家级住院医师规范化培训基地;2022年共有临床医学类和中医学类本科毕业生1905人。北京平均每千人口拥有执业(助理)医师5.26人。

北京大学医学部

【自主划线/双一流/保研】

院校所在地:北京市海淀区

历史沿革:1912年10月26日,国立北京医学专门学校成立;1946年7月并入北京大学,成为北京大学医学院;1952年独立建院,命名为北京医学院;1985年5月更名为北京医科大学。2000年4月3日,与北京大学合并,组建了新的北京大学,北京医科大学成为北京大学医学部。

医学类本科专业及年度毕业生数:基础医学、☆临床医学(含八年制)、☆口腔医学(含八年制)、☆预防医学、☆药学、医学检验技术、医学实验技术、医学影像技术、口腔医学技术、护理学。2022年毕业医学类专业本科生799人,其中临床医学类273人。

通过认证的专业及认证时间:临床医学(2013年)

医学类博士/硕士学位授权一级学科：基础医学、临床医学、口腔医学、公共卫生与预防医学、中西医结合、药学、护理学

医学类专业学位类别：公共卫生硕士、护理硕士、药学硕士、临床医学博士/硕士、口腔医学博士/硕士、医学技术博士/硕士

近两届国家级教学成果奖获奖成果：

（1）"我国本科医学教育标准的修订及临床医学专业认证制度的实施与完善"（2018年，一等奖）

（2）"医心师道——新医科高素质师资培养体系的探索与实践"（2022年，一等奖）

（3）"健康中国战略背景下医学高层次应用型人才培养体系构建与探索实践"（2022年，一等奖）

（4）"以思政教育为魂、学科交叉为导、数字技术为线，培养新时代口腔医学创新人才"（2022年，二等奖）

直属附属医院：北京大学第一医院*、北京大学人民医院*、北京大学第三医院*、北京大学口腔医院*、北京大学肿瘤医院*、北京大学第六医院*

官方网站网址：https://www.bjmu.edu.cn

北京协和医学院

【双一流/保研】

院校所在地：北京市东城区

历史沿革：学校前身是西方国家6个教会团体联合创办的协和医学堂，1915年由美国洛克菲勒基金会在中国成立的驻华医社接办。1917年，该校医学预科开学；1919年，医学本科正式开学。1929年，更名为私立北平协和医学院；1949年改称北京协和医学院；1951年由教育部、卫生部接管，更名中国协和医学院；1957年并入中国医学科学院；1959年在原协和医学院的基础上成立了中国医科大学；1979年更名为中国首都医科大学；1985年更名中国协和医科大学。2006年，经教育部批准，更名为北京协和医学院，同时使用"北京协和医学院（清华大学医学部）"的名称。

医学类本科专业及年度毕业生数：☆临床医学(八年制和"4＋4"试点班)①、药学、☆护理学。2022年毕业医学类专业本科生229人,其中临床医学类85人。

通过认证的专业及认证时间：临床医学(2020年)

医学类博士/硕士学位授权一级学科：<u>基础医学</u>、<u>临床医学</u>、口腔医学、<u>公共卫生与预防医学</u>、<u>中西医结合</u>、<u>药学</u>、中药学、<u>护理学</u>

医学类专业学位类别：口腔医学硕士、公共卫生硕士、护理硕士、药学硕士、临床医学博士/硕士、医学技术博士/硕士

近两届国家级教学成果奖获奖成果：

(1)"全方位多途径开展职业素养教育,培育卓越医学人才"(2018年,一等奖);

(2)"基于胜任力的"8＋3"一贯式高层次复合型医学人才培养体系的探索与实践"(2022年,一等奖)

直属附属医院：中国医学科学院北京协和医院*、中国医学科学院阜外心血管病医院、中国医学科学院肿瘤医院*、中国医学科学院整形外科医院、中国医学科学院血液病医院、中国医学科学院皮肤病医院

官方网站网址：https://www.pumc.edu.cn

北京中医药大学

【双一流/保研】

院校所在地：北京市朝阳区

---

① 临床医学八年制专业纳入清华大学招生,在高考报名时应该填报清华大学的"临床医学(协和)"大类,同时可填报清华大学其他理工类专业。8年学习时间的前面2年半是医学预科阶段,在清华大学生命科学学院进行。"4＋4"试点班招收国内外高水平大学的非医学院系本科毕业生。另外,北京协和医学院还与北京航空航天大学、北京理工大学、北京师范大学、中国科学技术大学联合创办本科与博士衔接的"协和医班";学生注册各大学学籍,每年进校后选拔,由大学和北京协和医学院共同制定培养方案、配备优质师资共同授课;符合培养要求的毕业生按推免直博方式由北京协和医学院录取,在医学、公共卫生、药学等方向深造,按照4(本科)＋4(直博)基本学制完成学业。

历史沿革：创建于 1956 年，原名北京中医学院；1960 年，被确定为全国重点大学；1993 年，更名为北京中医药大学；2000 年，与北京针灸骨伤学院合并组成新的北京中医药大学。

医学类本科专业及年度毕业生数：☆中医学、☆针灸推拿学、中医学(5＋3)、中医骨伤科学、中西医临床医学、药学、药事管理、☆中药学、中药制药、康复治疗学、护理学。2022 年毕业医学类专业本科生 1 646 人，其中中医学类 903 人。

通过认证的专业及认证时间：中药学(2018 年)、护理学(2018 年)、中医学(2020 年)

医学类博士/硕士学位授权一级学科：中医学、中西医结合、药学、中药学、护理学

医学类专业学位类别：护理硕士、中药硕士、中医博士/硕士

近两届国家级教学成果奖获奖成果：

(1) "北京中医药大学中医拔尖创新人才培养实践探索 25 年"(2018 年，二等奖)

(2) "守正创新　联考引擎　创建中医经典教育新模式"(2022 年，二等奖)

直属附属医院：北京中医药大学东直门医院*、北京中医药大学东方医院*、北京中医药大学第三附属医院*

官方网站网址：https://www.bucm.edu.cn

首都医科大学①

【保研】

院校所在地：北京市丰台区、顺义区②

历史沿革：首都医科大学创建于 1960 年 9 月 12 日，原名北京第二医学院；1985 年更名为首都医学院；1986 年，被确定为市属重点院校。1994 年 2 月 5

---

① 首都医科大学是北京市人民政府、国家卫生健康委员会和教育部共建的医学院校。

② 首都医科大学医学检验技术、医学影像技术、卫生检验与检疫以及临床医学(定向)等专业目前在顺义校区办学。

日经教育部批准,更名为首都医科大学。2001年,北京联合大学中医药学院、北京医学高等专科学校和北京职工医学院并入首都医科大学。

医学类本科专业及年度毕业生数: 基础医学、☆临床医学①、眼视光医学、精神医学、儿科学、临床医学(5+3)、☆口腔医学、口腔医学(5+3)、☆预防医学、☆中医学、☆药学、临床药学、中药学、医学检验技术、医学实验技术、医学影像技术、康复治疗学、卫生检验与检疫、听力与言语康复学、康复物理治疗、康复作业治疗、☆护理学、助产学。2022年毕业医学类专业本科生1202人,其中临床医学类580人,中医学类39人。

通过认证的专业及认证时间: 临床医学(2014年)、临床药学(2018年)、中医学(2023年)

医学类博士/硕士学位授权一级学科: 基础医学、临床医学、口腔医学、公共卫生与预防医学、中医学、中西医结合、药学、中药学、护理学

医学类专业学位类别: 公共卫生硕士、护理硕士、药学硕士、中药硕士、临床医学博士/硕士、口腔医学博士/硕士、中医博士/硕士

近两届国家级教学成果奖获奖成果:

(1)"临床医学专业七年制转为'5+3'培养模式改革与实践"(2018年,二等奖)

(2)"消化内镜'四级'培训体系的建立"(2022年,二等奖)

直属附属医院: 首都医科大学宣武医院*②

官方网站网址: https://www.ccmu.edu.cn

清华大学(医科)③

【自主划线/双一流/保研】

院校所在地: 北京市海淀区

---

① 目前,首都医科大学临床医学专业除一般五年制和"5+3"以外,还设有按本博贯通方式培养的"阶平班",符合标准的毕业生可获得医学学士和医学博士(Ph.D.)学位。

② 除首都医科大学宣武医院以外,在北京还有16所冠名"首都医科大学"的三级医院,它们虽非学校直属医院,但与首都医科大学有紧密的教学与科研的合作。

③ 清华大学医科相关学院有医学院、药学院、生命科学学院、万科公共卫生与健康学院。

历史沿革：2001年10月25日，清华大学成立医学院，首任院长是我国著名医学科学家、两院院士吴阶平先生。2009年开设"医学药学实验班"，2013年更名为"医学实验班"。2015年，清华大学在医学院药学系的基础上成立药学院。

医学类本科专业及年度毕业生数：临床医学（八年）、临床医学（医学实验班）[1]、药学。2022年毕业医学类专业本科生42人，其中临床医学类25人。

通过认证的专业及认证时间：临床医学（2021年）

医学类博士/硕士学位授权一级学科：基础医学、临床医学、药学

医学类专业学位类别：公共卫生硕士、临床医学博士/硕士

近两届国家级教学成果奖获奖成果：（暂无）

直属附属医院：清华大学第一附属医院（华信医院）、清华大学玉泉医院、北京清华长庚医院*[2]

官方网站网址：https://www.tsinghua.edu.cn

---

① 该实验班以培养医师科学为目标，学制8年；其中4—5学年在国外进行生物医学科研训练，6—8学年在国内顶尖综合性医院学习临床医学课程。毕业生获临床医学博士学位（M. D. ）。

② 北京清华长庚医院由清华大学与北京市所共建。

天　津　市

　　天津市共有5所本科医学院校(其中1所是独立学院),其中4所可培养医学博士,4所进入国家"双一流"建设行列;共拥有10所直属附属医院,其中7所是国家级住院医师规范化培训基地;2022年共有临床医学类和中医学类本科毕业生1520人。天津市平均每千人口拥有执业(助理)医师3.86人。

天津医科大学^①

【双一流/保研】

院校所在地:天津市和平区

历史沿革:天津医科大学的前身天津医学院创建于1951年,是新中国成立后原国家政务院批准新建的第一所高等医学院校。1994年,天津医学院与成立于1984年的天津第二医学院(前身是成立于1951年的天津市卫生技术学校)合并组建天津医科大学。

医学类本科专业及年度毕业生数:基础医学、☆临床医学、麻醉学、☆医学影像学、眼视光医学、临床医学(5+3)、口腔医学、口腔医学(5+3)、预防医学、☆药学、药物制剂、临床药学、☆医学检验技术^②、医学影像技术、眼视光学、康

---

① 天津医科大学是天津市人民政府、国家卫生健康委员会和教育部共建的医学院校。

② 该专业被批准为国家级特色专业建设点时,是五年制"医学检验"专业,现根据《普通高等学校本科专业目录新旧专业对照表》,改为"医学检验技术"专业。下同。

复治疗学、智能医学工程、☆护理学。2022 年毕业医学类专业本科生 996 人，其中临床医学类 407 人。

通过认证的专业及认证时间：临床医学（2014 年）、口腔医学（2013 年）、护理学（2012 年）

医学类博士/硕士学位授权一级学科：基础医学、临床医学、口腔医学、公共卫生与预防医学、中西医结合、药学、护理学

医学类专业学位类别：公共卫生硕士、护理硕士、药学硕士、临床医学博士/硕士、口腔医学博士/硕士、医学技术博士/硕士

近两届国家级教学成果奖获奖成果：

（1）"依托学科优势的医学影像技术人才培养体系构建与实践"（2018 年，二等奖）

（2）"适应新形势预防医学实践教学体系的构建及应用"（2018 年，二等奖）

直属附属医院：天津医科大学总医院*、天津医科大学第二医院*、天津医科大学肿瘤医院*、天津医科大学口腔医院*、天津医科大学代谢病医院、天津医科大学眼科医院*

官方网站网址：https://www.tmu.edu.cn

南开大学（医科）[①]

【自主划线/双一流/保研】

院校所在地：天津市南开区

历史沿革：1988 年，南开大学筹办医学院，1989 年招生，1993 年经原国家教委批准正式成立。2007 年，南开大学成立药学院。

医学类本科专业及年度毕业生数：临床医学、眼视光医学、临床医学（5＋3）、口腔医学、药学、药物化学、智能医学工程。2022 年毕业医学类专业本科生 195 人，其中临床医学类 90 人。

通过认证的专业及认证时间：临床医学（2020 年）

[①] 南开大学医科相关学院有医学院、药学院。

医学类博士/硕士学位授权一级学科:<u>基础医学</u>、<u>临床医学</u>、<u>口腔医学</u>、<u>药学</u>

医学类专业学位类别:口腔医学硕士、临床医学博士/硕士

近两届国家级教学成果奖获奖成果:(暂无)

直属附属医院:南开大学附属医院(天津市第四医院)

官方网站网址:https://medical.nankai.edu.cn

天津中医药大学

【双一流/保研】

院校所在地:天津市南开区

历史沿革:1958年,天津市中医学校、天津市中医进修学校、天津市中医研究班、天津市中医医院4个单位合并成立天津中医学院。1970年,与河北医学院合并。1978年,天津市人民政府批准恢复重建天津中医学院,2006年更名为天津中医药大学。

医学类本科专业及年度毕业生数:临床医学、预防医学、食品卫生与营养学、☆中医学、☆针灸推拿学、中医学(5+3)、中医养生学、中医骨伤科学、中医康复学、中西医临床医学、药学、药物制剂、临床药学、☆中药学、中药资源与开发、中药制药、医学检验技术、医学实验技术、医学影像技术、康复治疗学、护理学。2022年毕业医学类专业本科生1 605人,其中中医学类560人。

通过认证的专业及认证时间:中药学(2014年)、护理学(2019年)、中医学(2020年)

医学类博士/硕士学位授权一级学科:<u>中医学</u>、<u>中西医结合</u>、<u>药学</u>、<u>中药学</u>、护理学

医学类专业学位类别:护理硕士、药学硕士、中药硕士、中医博士/硕士、医学技术硕士

近两届国家级教学成果奖获奖成果:

(1)"以标准引领全球中医药教育——中医药教育标准的创建与实践"(2018年,一等奖)

(2)"新时代中医药本科课堂教学设计的创新与实践"(2022年,一等奖)

直属附属医院：天津中医药大学第一附属医院*、天津中医药大学第二附属医院*、天津中医药大学附属保康医院

官方网站网址：https://tjutcm.edu.cn

天津大学医学部

【自主划线/双一流/保研】

院校所在地：天津市南开区

历史沿革：2018年4月，天津大学医学部成立。2023年7月，原医学部更名为"医学院"；同时，由医学院、药物科学与技术学院、生命科学学院，以及各临床教学基地组建新的"医学部"。

医学类本科专业及年度毕业生数：临床医学、药学、智能医学工程①。2022年毕业医学类专业本科生49人。

通过认证的专业及认证时间：(暂无)

医学类博士/硕士学位授权一级学科：临床医学、药学

医学类专业学位类别：临床医学硕士、药学硕士

近两届国家级教学成果奖获奖成果：

(1)"立足国家需求，构建以'PMGE'为核心的药学研究生国际化培养机制"(2022年，二等奖)

(2)"面向医工融合特色学科群的复合型拔尖创新人才培养体系探索与实践"(2022年，二等奖)

(3)"面向新医科的智能医学工程专业人才培养体系构建与实践"(2022年，二等奖)

直属附属医院：(暂无)

官方网站网址：https://www.tju.edu.cn

---

① 天津大学是全国首家开办智能医学工程专业的高校，与天津医科大学联合培养。

天津医科大学临床医学院#

院校所在地:天津市滨海新区

历史沿革:2002年经天津市教委批准,天津医科大学临床医学院成立,2004年教育部确认其为本科层次的独立学院。2013年,天津医科大学与河南商丘春来教育集团共同设立临床医学院董事会。

医学类本科专业及年度毕业生数:临床医学、口腔医学、药学、医学检验技术、医学影像技术、眼视光学、康复治疗学、护理学。2022年毕业医学类专业本科生1410人,其中临床医学类463人。

官方网站网址:https://www.tmucmc.edu.cn

河　北　省

河北省共有 10 所本科医学院校(其中 3 所是独立学院),4 所可培养医学博士;共拥有 13 所直属附属医院,其中 11 所是国家级住院医师规范化培训基地;2022 年共有临床医学类和中医学类本科毕业生 8 385 人。河北省平均每千人口拥有执业(助理)医师 3.54 人。

河北医科大学[①]

【保研】

院校所在地:河北省石家庄市

历史沿革:河北医科大学的前身是 1894 年在天津创办的北洋医学堂。1913 年更名为直隶公立医学专门学校,1915 年迁往保定。1921 年,直隶公立医学专门学校等四所学校合并成立河北大学。1932 年,河北大学医科独立建院,始称河北省立医学院。1949 年 4 月更名为河北医学院。1958 年由保定迁至石家庄。1995 年,河北医学院、河北中医学院、石家庄医学高等专科学校三校合并,组建成河北医科大学。2009 年 11 月,原石家庄卫生学校并入河北医科大学。

医学类本科专业及年度毕业生数:基础医学、☆临床医学、麻醉学、医学影像学、眼视光医学、精神医学、儿科学、临床医学(5+3)、☆口腔医学、☆预防医

---

① 河北医科大学是由河北省人民政府、国家卫生健康委员会和教育部共建的医学院校。

学、食品卫生与营养学、妇幼保健医学、中西医临床医学、☆药学、药物制剂、临床药学、药物分析、药物化学、中药学、法医学、医学检验技术、医学影像技术、康复治疗学、卫生检验与检疫、智能医学工程①、护理学、助产学。2022 年毕业医学类专业本科生 3 130 人,其中临床医学类 1 349 人,中医学类 86 人。

通过认证的专业及认证时间:临床医学(2017 年)、药学(2021 年)、临床药学(2021 年)、护理学(2021 年)

医学类博士/硕士学位授权一级学科:<u>基础医学</u>、<u>临床医学</u>、口腔医学、<u>公共卫生与预防医学</u>、<u>中西医结合</u>、<u>药学</u>、护理学

医学类专业学位类别:口腔医学硕士、公共卫生硕士、护理硕士、药学硕士、临床医学博士/硕士、医学技术硕士

近两届国家级教学成果奖获奖成果:

"临床医学专业课程改革与卓越医生培养模式的设计与实践"(2018 年,二等奖)

直属附属医院:河北医科大学第一医院＊、河北医科大学第二医院＊、河北医科大学第三医院＊、河北医科大学第四医院＊、河北医科大学口腔医院(河北省口腔医院)＊

官方网站网址:https://www.hebmu.edu.cn

河北中医药大学

【保研】

院校所在地:河北省石家庄市

历史沿革:河北中医药大学的前身是 1956 年在保定市创建的河北省中医专科学校;1958 年更名为河北中医学院;1965 年并入天津中医学院;1970 年,天津中医学院与河北医学院合并组建为河北新医大学;1983 年,河北中医学院恢复独立建制;1995 年与河北医学院、石家庄医学高等专科学校合并组建为河北医科大学;2013 年再次恢复独立建制。2015 年 5 月经国务院学位委员会批

① 该专业由河北医科大学与河北工业大学联合培养。

准,确认为博士、硕士学位授予单位。2023 年,更名为河北中医药大学。

医学类本科专业及年度毕业生数:☆中医学、针灸推拿学、中医学(5＋3)、中医养生学、中医儿科学、中医骨伤科学、中医康复学、中西医临床医学、药学、中药学、中药资源与开发、中药制药、中草药栽培与鉴定、医学检验技术、医学影像技术、康复治疗学、口腔医学技术、卫生检验与检疫、护理学、助产学。2022年毕业医学类专业本科生 1 670 人,其中中医学类 851 人。

通过认证的专业及认证时间:中医学(2019 年)

医学类博士/硕士学位授权一级学科:中医学、中西医结合、中药学

医学类专业学位类别:护理硕士、中药硕士、中医博士/硕士

近两届国家级教学成果奖获奖成果:(暂无)

直属附属医院:河北省中医院＊、河北中医药大学第二附属医院(河北省第七人民医院)

官方网站网址:https://www.hebcm.edu.cn

承德医学院

院校所在地:河北省承德市

历史沿革:承德医学院的前身是 1945 年成立的冀东军区卫生学校,1948年更名为中国医科大学第四分校,1949 年,学校入驻热河省省会——承德,更名热河医学院,1958 年改建为承德医学专科学校,1982 年升格为本科院校,更名为承德医学院。

医学类本科专业及年度毕业生数:☆临床医学、麻醉学、医学影像学、儿科学、口腔医学、预防医学、中医学、针灸推拿学、中医康复学、中西医临床医学、药学、中药学、医学检验技术、康复治疗学、☆护理学、助产学。2022 年毕业医学类专业本科生 1 861 人,其中临床医学类 974 人,中医学类 198 人。

通过认证的专业及认证时间:临床医学(2013 年)、中医学(2020 年)

医学类博士/硕士学位授权一级学科:基础医学、临床医学、中药学

医学类专业学位类别:临床医学硕士、护理硕士、中药硕士、中医硕士

近两届国家级教学成果奖获奖成果:(暂无)

直属附属医院：承德医学院附属医院*

官方网站网址：https://www.cdmc.edu.cn

河北北方学院(医科)①

院校所在地：河北省张家口市

历史沿革：河北北方学院医科的前身是张家口医学专科学校(1959 年 8 月—1982 年 12 月)。1982 年 12 月经教育部批准升格为本科院校,定名为张家口医学院。2003 年 9 月,张家口医学院、张家口师范专科学校和张家口农业高等专科学校合并组建成河北北方学院。

医学类本科专业及年度毕业生数：临床医学、麻醉学、医学影像学、口腔医学、预防医学、中医学、针灸推拿学、中西医临床医学、☆药学、药物制剂、中药学、法医学、医学检验技术、康复治疗学、卫生检验与检疫、护理学。2022 年毕业医学类专业本科生 1522 人,其中临床医学类 414 人,中医学类 223 人。

通过认证的专业及认证时间：临床医学(2019 年)、中医学(2023 年)

医学类博士/硕士学位授权一级学科：基础医学、临床医学、药学

医学类专业学位类别：临床医学硕士、中医硕士

近两届国家级教学成果奖获奖成果：(暂无)

直属附属医院：河北北方学院附属第一医院*、河北北方学院附属第二医院

官方网站网址：https://www.hebeinu.edu.cn

华北理工大学(医科)②

【保研】

院校所在地：河北省唐山市

---

① 河北北方学院医科相关院系有基础医学院、医学检验学院、中医学院、药学系及各临床医学院。

② 华北理工大学医科相关院系有基础医学院、临床医学院、公共卫生学院、护理与康复学院、中医学院、口腔医学院、药学院、心理与精神卫生学院。

历史沿革:华北理工大学医科始于开滦高级护士职业学校,该校创办于1926 年,1958 年 9 月改建为开滦医学专科学校。1963 年经国务院批准成立唐山煤矿医学院,招收医学本科生,1984 年 9 月更名为华北煤炭医学院。2010 年 5 月,河北理工大学与华北煤炭医学院合并组建成河北联合大学。2015 年,更名为华北理工大学。

医学类本科专业及年度毕业生数:☆临床医学、麻醉学、医学影像学、精神医学、口腔医学、☆预防医学、中医学、针灸推拿学、中西医临床医学、药学、药物制剂、中药学、医学检验技术、医学实验技术、☆康复治疗学、卫生检验与检疫、智能医学工程、☆护理学、助产学。2022 年毕业医学类专业本科生 1871 人,其中临床医学类 522 人,中医学类 327 人。

通过认证的专业及认证时间:临床医学(2014 年)、中医学(2010 年)、口腔医学(2021 年)、护理学(2021 年)

医学类博士/硕士学位授权一级学科:基础医学、临床医学、<u>公共卫生与预防医学</u>、中医学、药学、护理学

医学类专业学位类别:临床医学硕士、口腔医学硕士、公共卫生硕士、护理硕士、药学硕士、中医硕士

近两届国家级教学成果奖获奖成果:(暂无)

直属附属医院:华北理工大学附属医院*

官方网站网址:https://www.ncst.edu.cn

河北大学医学部

【保研】

院校所在地:河北省保定市

历史沿革:河北大学医学部的前身是 1958 年成立的保定医学院,后来相继改为保定医学专科学校(1959 年)、河北省卫生干部进修学院(1981 年)、河北省职工医学院(1983 年)。2005 年,河北省职工医学院并入河北大学,成立河北大学医学部。

医学类本科专业及年度毕业生数:临床医学、口腔医学、预防医学、中医学、

药学、药物制剂、中药学、医学影像技术、卫生检验与检疫、智能医学工程、护理学。2022 年毕业医学类专业本科生 1 335 人,其中临床医学类 379 人,中医学类 115 人。

通过认证的专业及认证时间: 临床医学(2019 年)

医学类博士/硕士学位授权一级学科: 基础医学、<u>临床医学</u>、公共卫生与预防医学、药学、中药学、护理学

医学类专业学位类别: 临床医学硕士、公共卫生硕士、护理硕士、药学硕士、中药硕士、中医硕士

近两届国家级教学成果奖获奖成果: (暂无)

直属附属医院: 河北大学附属医院*

官方网站网址: https://yxb.hbu.cn

河北工程大学医学部

【保研】

院校所在地: 河北省邯郸市

历史沿革: 前身是成立于 1958 年的邯郸医学专科学校(由河北省石家庄医士学校迁邯郸后与邯郸卫生学校合并组成),后又历经邯郸地区卫生学校(1962—1975 年)、河北新医大学邯郸分校(1975—1979 年)、河北医学院邯郸分院(1979—1992 年)、邯郸医学高等专科学校(1992—2003 年)等办学时期,2003年 4 月与河北建筑科技学院、华北水利水电学院(邯郸分部)、邯郸农业高等专科学校合并为河北工程学院。2006 年,河北工程学院更名为河北工程大学。2016 年,河北工程大学成立医学部。

医学类本科专业及年度毕业生数: 临床医学、医学检验技术、医学影像技术、康复治疗学、护理学。2022 年毕业医学类专业本科生 477 人,其中临床医学类 212 人。

通过认证的专业及认证时间: 临床医学(2018 年)

医学类博士/硕士学位授权一级学科: 临床医学

医学类专业学位类别: (暂无)

近两届国家级教学成果奖获奖成果:(暂无)

直属附属医院:河北工程大学附属医院*

官方网站网址:https://yixue.hebeu.edu.cn

河北医科大学临床学院#

院校所在地:河北省石家庄市

历史沿革:2001年由河北省人民政府批准成立,2004年被教育部确认为独立学院。

医学类本科专业及年度毕业生数:临床医学、麻醉学、口腔医学、中西医临床医学、医学检验技术、医学影像技术、护理学。2022年毕业医学类专业本科生766人,其中临床医学类291人,中医学类56人。

官方网站网址:https://lcxy.hebmu.edu.cn

华北理工大学冀唐学院#

院校所在地:河北省唐山市

历史沿革:2001年,经河北省人民政府批准,华北煤炭医学院建立渤海分院。2002年,渤海分院更名为华北煤炭医学院冀唐分院。2004年1月,经河北省教育厅同意并报请教育部批准,将校名规范为华北煤炭医学院冀唐学院(独立学院)。2010年,华北煤炭医学院与河北理工大学合并成立河北联合大学,2015年,河北联合大学更名为华北理工大学,学院更名为华北理工大学冀唐学院。

医学类本科专业及年度毕业生数:临床医学、口腔医学、中医学、药学、医学影像技术、护理学。2022年毕业医学类专业本科生1389人,其中临床医学类541人,中医学类123人。

官方网站网址:https://jtxy.ncst.edu.cn

北京中医药大学东方学院#

院校所在地：河北省廊坊市

历史沿革：2005 年由教育部批准建立。由北京中医药大学、河北美华教育文化发展有限公司合作创立。

医学类本科专业及年度毕业生数：中医学、针灸推拿学、中西医临床医学、药学、药事管理、中药学、中药制药、中草药栽培与鉴定、医学检验技术、医学影像技术、眼视光学、康复治疗学、口腔医学技术、护理学。2022 年毕业医学类专业本科生 2 919 人，其中中医学类 1 724 人。

官方网站网址：https://www.bucmdf.edu.cn

山　西　省

山西省共有 5 所本科医学院校(其中 1 所是独立学院),其中 1 所可培养医学博士;共拥有 19 所直属附属医院,其中 6 所是国家级住院医师规范化培训基地;2022 年共有临床医学类和中医学类本科毕业生 4 151人。山西省平均每千人口拥有执业(助理)医师 3.26 人。

山西医科大学

【保研】

院校所在地:山西省晋中市、太原市、汾阳市①

历史沿革:山西医科大学的前身是山西医学传习所,创建于 1919 年。学校多次易名,数次迁址。1932 年 1 月,改为私立山西川至医学专科学校。1940 年3 月,更名为山西大学医学专修科。1946 年 8 月,升格为国立山西大学医学院。1953 年 9 月,独立建校,更名为山西医学院。1996 年 9 月,更名为山西医科大学。

医学类本科专业及年度毕业生数:基础医学、☆临床医学、麻醉学、医学影像学、眼视光医学、精神医学、儿科学、临床医学(5＋3)、口腔医学、☆预防医学、

---

① 1990 年,筹建中的山西省汾阳高级护理学校改为山西医学院汾阳专科部,1996 年更名为山西医科大学汾阳学院。

☆药学、药物制剂、临床药学、中药学、☆法医学、医学检验技术、医学实验技术、医学影像技术、眼视光学、康复治疗学、卫生检验与检疫、智能医学工程、☆护理学、助产学。2022年毕业医学类专业本科生4 238人，其中临床医学类1 787人。

通过认证的专业及认证时间:临床医学(2017年)、药学(2021年)

医学类博士/硕士学位授权一级学科:基础医学、临床医学、口腔医学、公共卫生与预防医学、药学、特种医学、护理学

医学类专业学位类别:公共卫生硕士、护理硕士、药学硕士、临床医学博士/硕士、口腔医学博士/硕士、医学技术硕士

近两届国家级教学成果奖获奖成果:

(1)"大健康人文理念下创新医学院校人文教育模式的研究与实践"(2018年,二等奖)

(2)"基于'HELP-BRIDGE'的卓越医生培养体系研究与实践"(2022年,二等奖)

直属附属医院:山西医科大学第一医院*、山西医科大学第二医院*、山西医科大学口腔医院

官方网站网址:https://www.SXMU.edu.cn

山西中医药大学

【保研】

院校所在地:山西省晋中市、太原市

历史沿革:1982年,国务院批准筹建山西中医学院。1986年,学校接收原山西医学院中医大学班,1989年6月正式挂牌成立。2017年,山西中医学院更名为山西中医药大学。

医学类本科专业及年度毕业生数:☆中医学、针灸推拿学、中医学(5+3)、中医养生学、中医康复学、中西医临床医学、药学、药事管理、药物分析、中药学、中药资源与开发、中药制药、康复治疗学、护理学。2022年毕业医学类专业本科生1 709人,其中中医学类815人。

通过认证的专业及认证时间:中医学(2014 年)

医学类博士/硕士学位授权一级学科:中医学、中药学

医学类专业学位类别:护理硕士、中药硕士、中医硕士

近两届国家级教学成果奖获奖成果:(暂无)

直属附属医院:山西中医药大学附属医院*、山西中医药大学附属针灸推拿医院(山西省针灸医院)*、山西中医药大学中西医结合医院*

官方网站网址:https://www.sxtcm.edu.cn

长治医学院

院校所在地:山西省长治市

历史沿革:长治医学院前身是 1946 年晋冀鲁豫军区白求恩国际和平医院总院开办的护士学校。1948 年,护士学校从河北邢台迁至山西长治;1950 年,改建为山西省立长治医科专门学校;1958 年改建为晋东南医学专科学校,1986年升格为本科院校,更名为长治医学院。

医学类本科专业及年度毕业生数:☆临床医学、麻醉学、医学影像学、精神医学、口腔医学、预防医学、药学、中药学、医学检验技术、医学实验技术、医学影像技术、康复治疗学、☆护理学、助产学。2022 年毕业医学类专业本科生 2 200人,其中临床医学类 796 人。

通过认证的专业及认证时间:临床医学(2023 年)

医学类博士/硕士学位授权一级学科:(暂无)

医学类专业学位类别:临床医学硕士、护理硕士、药学硕士

近两届国家级教学成果奖获奖成果:(暂无)

直属附属医院:长治医学院附属和平医院*、长治医学院附属和济医院

官方网站网址:http://www.czmc.com

山西大同大学医学院

院校所在地:山西省大同市

历史沿革：山西大同大学医学院前身是大同医学专科学校，创建于 1958 年，直属于山西省教育厅。2000 年与山西医科大学联合办学，成立了山西医科大学大同学院，同年开始招收本科生。2006 年，大同医学专科学校与原雁北师范学院、山西工业职业技术学院、大同职业技术学院合并组建了山西大同大学，更名为山西大同大学医学院。

医学类本科专业及年度毕业生数：临床医学、中医学、医学检验技术、口腔医学技术、护理学、助产学。2022 年毕业医学类专业本科生 995 人，其中临床医学类 335 人，中医学类 113 人。

通过认证的专业及认证时间：临床医学（2020 年）

医学类博士/硕士学位授权一级学科：（暂无）

医学类专业学位类别：（暂无）

近两届国家级教学成果奖获奖成果：（暂无）

直属附属医院：山西大同大学附属医院

官方网站网址：https://yxy.sxdtdx.edu.cn

山西医科大学晋祠学院#

院校所在地：山西晋中市

历史沿革：山西医科大学晋祠学院创建于 2002 年，2004 年被教育部确认为独立学院。由山西医科大学和太原旭东科技发展有限公司合作开办。从 2020 年起，山西医科大学晋祠学院暂停招生。

医学类本科专业及年度毕业生数：临床医学、麻醉学、口腔医学、预防医学、药学、药物制剂、中药学、医学检验技术、医学影像技术、眼视光学、康复治疗学、口腔医学技术、护理学。2022 年毕业医学类专业本科生 1 031 人，其中临床医学类 305 人。

官方网站网址：http://www.sxmu-jcc.com

内蒙古自治区

内蒙古自治区共有 4 所本科医学院校,其中 3 所可培养医学博士;共拥有 8 所直属附属医院,其中 4 所是国家级住院医师规范化培训基地;2022 年共有临床医学类和中医学类本科毕业生 2 528 人。内蒙古自治区平均每千人口拥有执业(助理)医师 3.58 人。

内蒙古医科大学①

院校所在地:内蒙古自治区呼和浩特市

历史沿革:内蒙古医科大学的前身是内蒙古医学院,建于 1956 年,当时隶属于卫生部,1958 年划归内蒙古自治区管理。2012 年更名为内蒙古医科大学。

医学类本科专业及年度毕业生数:基础医学、临床医学、麻醉学、医学影像学、精神医学、儿科学、口腔医学、预防医学、中医学、针灸推拿学、☆蒙医学、中医康复学、药学、药物制剂、临床药学、☆中药学、中药资源与开发、☆蒙药学、法医学、医学检验技术、康复治疗学、卫生检验与检疫、护理学、助产学。2022 年毕业医学类专业本科生 2 314 人,其中临床医学类 733 人,中医学类 549 人。

通过认证的专业及认证时间:药学(2014 年)、临床医学(2018 年)、护理学

---

① 内蒙古医科大学是内蒙古自治区人民政府、国家卫生健康委员会和教育部共建的医学院校。

（2018 年）

医学类博士/硕士学位授权一级学科:基础医学、临床医学、口腔医学、公共卫生与预防医学、<u>中医学</u>、药学、中药学、护理学

医学类专业学位类别:临床医学硕士、口腔医学硕士、公共卫生硕士、护理硕士、药学硕士、中医硕士

近两届国家级教学成果奖获奖成果:（暂无）

直属附属医院:内蒙古医科大学附属医院*、内蒙古医科大学第二附属医院、内蒙古医科大学附属人民医院

官方网站网址:https://www.immu.edu.cn

内蒙古科技大学包头医学院

【保研】

院校所在地:内蒙古自治区包头市

历史沿革:包头医学院创办于 1958 年,1962 年停办,改为内蒙古卫生干部进修学院及所属包头市卫生学校。1965 年,包头市卫生学校升格为包头医学专科学校,1978 年恢复为包头医学院。2003 年,与包头钢铁学院、包头师范学院合并,组建成内蒙古科技大学。2004 年,内蒙古自治区政府决定将内蒙古科技大学原三校分开,各自独立运行,原包头医学院被冠名为"内蒙古科技大学包头医学院"。

医学类本科专业及年度毕业生数:临床医学、麻醉学、医学影像学、眼视光医学、精神医学、放射医学、儿科学、口腔医学、☆预防医学、中医学、针灸推拿学、药学、法医学、医学检验技术、医学影像技术、眼视光学、康复治疗学、卫生检验与检疫、智能医学工程、护理学。2022 年毕业医学类专业本科生 1 479 人,其中临床医学类 851 人,中医学类 31 人。

通过认证的专业及认证时间:临床医学（2020 年）

医学类博士/硕士学位授权一级学科:基础医学、临床医学、公共卫生与预防医学

医学类专业学位类别:临床医学硕士、公共卫生硕士、药学硕士

近两届国家级教学成果奖获奖成果：(暂无)

直属附属医院：包头医学院第一附属医院*、包头医学院第二附属医院

官方网站网址：https://www.btmc.edu.cn

内蒙古民族大学(医科)^①

院校所在地：内蒙古自治区通辽市

历史沿革：1958年,哲里木盟卫生学校成立；1978年底,教育部决定在哲里木盟卫生学校的基础上建立哲里木盟医学院；1979年,吉林省教育局将哲里木盟医学院改名为哲里木医学院。1980年,内蒙古民族医学院筹备组从呼和浩特市迁到通辽,与哲里木医学院合并,成立内蒙古民族医学院；1987年,内蒙古民族医学院改建为内蒙古蒙医学院。2000年,内蒙古蒙医学院、内蒙古民族师范学院、哲里木畜牧学院三校合并为内蒙古民族大学。

医学类本科专业及年度毕业生数：临床医学、预防医学、中医学、蒙医学、药物制剂、蒙药学、医学检验技术、医学影像技术、康复治疗学、护理学、助产学。2022年毕业医学类专业本科生825人,其中临床医学类128人,中医学类102人。

通过认证的专业及认证时间：临床医学(2020年)

医学类博士/硕士学位授权一级学科：临床医学、中医学、中西医结合、中药学^②

医学类专业学位类别：临床医学硕士、中医硕士、护理硕士、中药硕士

近两届国家级教学成果奖获奖成果：(暂无)

直属附属医院：内蒙古民族大学附属医院*

官方网站网址：https://www.imun.edu.cn

赤峰学院医学院

院校所在地：内蒙古自治区赤峰市

---

① 内蒙古民族大学医科相关院系有蒙医药学院、医学院、护理学院。

② 内蒙古民族大学中药学科以蒙药学为特色。

历史沿革:赤峰学院医学院的前身是成立于 1958 年的赤峰卫生学校。2003 年经教育部批准,赤峰民族师范高等专科学校与赤峰教育学院、内蒙古广播电视大学赤峰分校、赤峰卫生学校、内蒙古幼儿师范学校合并成赤峰学院。

医学类本科专业及年度毕业生数:临床医学、口腔医学、蒙医学、药学、医学检验技术、口腔医学技术、护理学。2022 年毕业医学类专业本科生 598 人,其中临床医学类 80 人,中医学类 54 人。

通过认证的专业及认证时间:临床医学(2023 年)

医学类博士/硕士学位授权一级学科:(暂无)

医学类专业学位类别:(暂无)

近两届国家级教学成果奖获奖成果:(暂无)

直属附属医院:赤峰学院附属医院*、赤峰学院第二附属医院

官方网站网址:https://www.cfxy.cn

辽 宁 省

辽宁省共有10所本科医学院校(其中3所是独立学院),其中3所可培养医学博士;共拥有19所直属附属医院,其中7所是国家级住院医师规范化培训基地;2022年共有临床医学类和中医学类本科毕业生7042人。辽宁省平均每千人口拥有执业(助理)医师3.18人。

中国医科大学①

【保研】

院校所在地:辽宁省沈阳市

历史沿革:中国医科大学的前身是中国工农红军军医学校,1931年11月创建于江西瑞金。1934年,随中央红军转移;1940年9月在延安,更名为中国医科大学;1946年,迁至兴山(鹤岗)。1948年11月,迁至沈阳,合并了原国立沈阳医学院(前身为由日本国南满洲铁道株式会社建立的满洲医科大学)和原私立辽宁医科大学(前身为由英国苏格兰教会建立的奉天医科大学)。

医学类本科专业及年度毕业生数:基础医学、生物医学、☆临床医学、麻醉学、☆医学影像学、眼视光医学、精神医学、儿科学、临床医学(5+3)、口腔医学、☆预防医学、药学、药物制剂、临床药学、☆法医学、医学检验技术、医学影像技

---

① 中国医科大学是辽宁省人民政府、国家卫生健康委员会和教育部共建的医学院校。

术、康复治疗学、☆护理学。2022 年毕业医学类专业本科生 1 683 人,其中临床医学类 995 人。

通过认证的专业及认证时间:临床医学(2022 年)、口腔医学(2014 年)、护理学(2016 年)、临床药学(2021 年)

医学类博士/硕士学位授权一级学科:基础医学、临床医学、口腔医学、公共卫生与预防医学、药学、护理学

医学类专业学位类别:公共卫生硕士、护理硕士、药学硕士、临床医学博士/硕士、口腔医学博士/硕士、医学技术硕士

近两届国家级教学成果奖获奖成果:

(1)"全球视野下创新医学教育理念,推动本科医学人才培养综合改革的研究与实践"(2018 年,二等奖)

(2)"医教协同背景下临床医学专业学位硕士'里程碑'式胜任力培养模构建与实施"(2022 年,二等奖)

(3)"能力先导、虚实融合、开放共享——一流医学人才创新培养模式探索与实践"(2022 年,二等奖)

直属附属医院:中国医科大学附属第一医院*、中国医科大学附属盛京医院*、中国医科大学附属口腔医院*、中国医科大学附属第四医院*

官方网站网址:https://www.cmu.edu.cn

大连医科大学

【保研】

院校所在地:辽宁省大连市

历史沿革:大连医科大学的前身是 1947 年创建的关东医学院,后并入大连大学;1950 年重新独立为大连医学院;1969 年迁至贵州省遵义市,改称"遵义医学院";1978 年学校于原址复校,并于 1994 年更名为大连医科大学。

医学类本科专业及年度毕业生数:基础医学、☆临床医学、麻醉学、医学影像学、眼视光医学、精神医学、临床医学(5+3)、口腔医学、预防医学、中西医临床医学、☆药学、临床药学、☆医学检验技术、医学影像技术、卫生检验与检疫、

护理学。2022 年毕业医学类专业本科生 1 358 人,其中临床医学类 784 人,中医学类 31 人。

通过认证的专业及认证时间:临床医学(2014 年)、护理学(2011 年)、中西医临床医学(2023 年)

医学类博士/硕士学位授权一级学科:基础医学、临床医学、口腔医学、公共卫生与预防医学、中西医结合、药学、护理学

医学类专业学位类别:口腔医学硕士、公共卫生硕士、护理硕士、药学硕士、中医硕士、临床医学博士/硕士、医学技术硕士

近两届国家级教学成果奖获奖成果:

"基于学科牵动战略的新型本科医学人才培养模式的构建与实践"(2018 年,二等奖)

直属附属医院:大连医科大学附属第一医院*、大连医科大学附属第二医院*、大连医科大学附属第三医院

官方网站网址:https://www.dmu.edu.cn

锦州医科大学

院校所在地:辽宁省锦州市

历史沿革:锦州医科大学的前身是 1946 年在吉林省洮南市成立的辽吉军区卫生学校;1947 年更名为辽北医学院;1949 年迁至辽宁省锦州市;1958 年经国务院批准成立锦州医学院;2006 年更名为辽宁医学院;2016 年更名为锦州医科大学。

医学类本科专业及年度毕业生数:基础医学、☆临床医学、麻醉学、医学影像学、口腔医学、预防医学、药学、临床药学、医学检验技术、医学实验技术、医学影像技术、康复治疗学、智能医学工程、护理学。2022 年毕业医学类专业本科生 1 131 人,其中临床医学类 596 人。

通过认证的专业及认证时间:护理学(2017 年)、临床医学(2017 年)

医学类博士/硕士学位授权一级学科:基础医学、临床医学、口腔医学、公共卫生与预防医学、药学、护理学

医学类专业学位类别:临床医学硕士、护理硕士、药学硕士

近两届国家级教学成果奖获奖成果:(暂无)

直属附属医院:锦州医科大学附属第一医院*、锦州医科大学附属第二医院、锦州医科大学附属第三医院*

官方网站网址:https://www.jzmu.edu.cn

辽宁中医药大学

【保研】

院校所在地:辽宁省沈阳市、大连市

历史沿革:1958 年,辽宁中医学院成立;2006 年 2 月,更名为辽宁中医药大学。

医学类本科专业及年度毕业生数:☆中医学、☆针灸推拿学、中医学(5+3)、中医养生学、中医骨伤科学、中医康复学、中西医临床医学、药学、药物制剂、☆中药学、中药资源与开发、中药制药、中草药栽培与鉴定、医学检验技术、康复治疗学、☆护理学。2022 年毕业医学类专业本科生 1 466 人,其中中医学类604 人。

通过认证的专业及认证时间:中医学(2015 年)、中药学(2022 年)

医学类博士/硕士学位授权一级学科:中医学、中西医结合、药学、中药学

医学类专业学位类别:护理硕士、中药硕士、中医博士/硕士

近两届国家级教学成果奖获奖成果:(暂无)

直属附属医院:辽宁中医药大学附属医院(辽宁省中医院)*、辽宁中医药大学附属第二医院(辽宁省中医药研究院)*、辽宁中医药大学附属第三医院(辽宁省肛肠医院)、辽宁中医药大学附属第四医院(辽宁省中西医结合医院)

官方网站网址:https://www.lnutcm.edu.cn

沈阳医学院

院校所在地:辽宁省沈阳市

历史沿革:沈阳医学院的前身是 1949 年建立的沈阳市立高级护产学校。1958 年,学校升格为沈阳医学专科学校。1960 年 9 月沈阳市中医学校并入。1963 年 8 月,沈阳市卫生局将医学专科学校改为中等卫生学校。1978 年 12 月,在沈阳市卫生学校基础上建立了沈阳医学专科学校。1987 年 5 月,在原医学专科学校的基础上正式成立沈阳医学院。

医学类本科专业及年度毕业生数:临床医学、麻醉学、医学影像学、精神医学、口腔医学、☆预防医学、食品卫生与营养学、药学、中药学、医学检验技术、医学影像技术、康复治疗学、卫生检验与检疫、康复物理治疗、护理学、助产学。2022 年毕业医学类专业本科生 1 603 人,其中临床医学类 807 人。

通过认证的专业及认证时间:临床医学(2013 年)、护理学(2018 年)

医学类博士/硕士学位授权一级学科:基础医学、公共卫生与预防医学

医学类专业学位类别:临床医学硕士、公共卫生硕士

近两届国家级教学成果奖获奖成果:(暂无)

直属附属医院:沈阳医学院附属中心医院*、沈阳医学院附属第二医院*

官方网站网址:https://www.symc.edu.cn

大连大学医学部

院校所在地:辽宁省大连市

历史沿革:大连大学医学部的前身是创建于 1950 年的大连市卫生学校;1986 年,学校升格为大连大学医学专科学校,成为大连大学的三个办学实体之一,中专部仍保留大连市卫生学校名称;1994 年,经辽宁省教委批准,学校更名为大连大学医学院。2005 年,大连大学医学部成立。

医学类本科专业及年度毕业生数:临床医学、口腔医学、中药学、医学检验技术、☆护理学、助产学。2022 年毕业医学类专业本科生 331 人,其中临床医学类 64 人。

通过认证的专业及认证时间:临床医学(2015 年)

医学类博士/硕士学位授权一级学科:临床医学、护理学

医学类专业学位类别:临床医学硕士、口腔医学硕士

近两届国家级教学成果奖获奖成果:(暂无)

直属附属医院:大连大学附属中山医院*、大连大学附属新华医院

官方网站网址:https://yxb.dlu.edu.cn

辽宁何氏医学院

院校所在地:辽宁省沈阳市

历史沿革:辽宁何氏医学院的前身是 1999 年由沈阳何氏眼科医院与沈阳医学院共同创立的沈阳医学院何氏眼科视光学院。2004 经教育部批准成为独立学院,并更名为沈阳医学院何氏视觉科学学院。2011 年经教育部批准转制为民办本科院校——辽宁何氏医学院。

医学类本科专业及年度毕业生数:临床医学、医学影像学、眼视光医学、食品卫生与营养学、药学、药事管理、医学检验技术、医学影像技术、眼视光学、听力与言语康复学、智能医学工程、护理学。2022 年毕业医学类专业本科生 1 207 人,其中临床医学类 498 人。

通过认证的专业及认证时间:(暂无)

医学类博士/硕士学位授权一级学科:(暂无)

医学类专业学位类别:(暂无)

近两届国家级教学成果奖获奖成果:(暂无)

直属附属医院:沈阳何氏眼科医院

官方网站网址:https://www.huh.edu.cn

锦州医科大学医疗学院#

院校所在地:辽宁省锦州市

历史沿革:锦州医科大学医疗学院的前身是创办于 1999 年的锦州医学院分院,2004 年被教育部确认为独立学院,2006 年更名为辽宁医学院医疗学院。2016 年更名为锦州医科大学医疗学院。

医学类本科专业及年度毕业生数：临床医学、麻醉学、口腔医学、药学、医学检验技术、医学影像技术、康复治疗学、护理学。2022 年毕业医学类专业本科生 1319 人，其中临床医学类 817 人。

官方网站网址：https://www.jymu.edu.cn

大连医科大学中山学院#

院校所在地：辽宁省大连市

历史沿革：成立于 1999 年，2004 年被教育部确认为独立学院；2007 年 1 月，由大连医科大学和大连金真源集团共同开办。

医学类本科专业及年度毕业生数：临床医学、口腔医学、针灸推拿学、药事管理、中药学、医学检验技术、医学实验技术、医学影像技术、康复治疗学、康复物理治疗、智能医学工程、护理学、助产学。2022 年毕业医学类专业本科生 740 人，其中临床医学类 108 人，中医学类 93 人。

官方网站网址：https://www.dmuzs.edu.cn

辽宁中医药大学杏林学院#

院校所在地：辽宁省沈阳市

历史沿革：辽宁中医药大学杏林学院于 2001 年由辽宁中医药大学创办，2004 年被教育部确认为独立学院。

医学类本科专业及年度毕业生数：中医学、针灸推拿学、中西医临床医学、药事管理、中药学、中药资源与开发、医学检验技术、医学影像技术、康复治疗学、口腔医学技术、卫生检验与检疫、护理学。2022 年毕业医学类专业本科生 1860 人，其中中医学类 1645 人。

官方网站网址：http://www.lncmxl.edu.cn

吉　林　省

吉林省共有 6 所本科医学院校,其中 3 所可培养医学博士,2 所进入国家"双一流"建设行列;共拥有 9 所直属附属医院,其中 8 所是国家级住院医师规范化培训基地;2022 年共有临床医学类和中医学类本科毕业生 2 631 人。吉林省平均每千人口拥有执业(助理)医师 3.69 人。

吉林大学白求恩医学部
【自主划线/双一流/保研】

院校所在地:吉林省长春市

历史沿革:吉林大学白求恩医学部的前身为 1939 年建立晋察冀军区卫生学校,1946 年更名为白求恩医科大学,1948 年与北方大学医学院合并为华北医科大学,1951 年命名为中国人民解放军第一军医大学。1958 年,划归地方,改为长春医学院,1959 年更名为吉林医科大学;1978 年恢复"白求恩医科大学"校名并列为卫生部属院校。2000 年 6 月,原吉林大学与吉林工业大学、白求恩医科大学、长春科技大学、长春邮电学院合并组建新的吉林大学。2003 年成立了吉林大学白求恩医学部。

医学类本科专业及年度毕业生数:生物医学科学、☆临床医学、☆放射医学、临床医学(5+3)、口腔医学、口腔医学(5+3)、预防医学、药学、药物制剂、临床药学、康复治疗学、护理学。2022 年毕业医学类专业本科生 775 人,其中临床医学类 400 人。

通过认证的专业及认证时间:临床医学(2011年)、口腔医学(2014年)、护理学(2010年)

医学类博士/硕士学位授权一级学科:<u>基础医学</u>、<u>临床医学</u>、<u>口腔医学</u>、<u>公共卫生与预防医学</u>、<u>药学</u>、特种医学、<u>护理学</u>

医学类专业学位类别:公共卫生硕士、护理硕士、药学硕士、临床医学博士/硕士、口腔医学博士/硕士、医学技术硕士

近两届国家级教学成果奖获奖成果:

(1)"创新力·导学力·引领力:一流综合性大学临床医学研究生导师队伍建设与实践"(2022年,二等奖)

(2)"以临床胜任力为导向的白求恩式卓越医学人才培养体系的构建与实践"(2022年,二等奖)

直属附属医院:吉林大学第一医院*、吉林大学第二医院*、吉林大学中日联谊医院*、吉林大学口腔医院*

官方网站网址:https://jdyxb.jlu.edu.cn

延边大学(医科)[1]

【双一流/保研】

院校所在地:吉林省延吉市

历史沿革:延边大学医学院的前身是延边医科专门学校,创建于1948年10月1日,1949年3月并入刚成立的延边大学,成为延边大学医学部。1958年8月从延边大学分立为独立的延边医学院。1996年4月,延边五所高校合并成立新的延边大学后,延边医学院成为延边大学医学院。

医学类本科专业及年度毕业生数:☆临床医学、麻醉学、口腔医学、预防医学、中医学、☆药学、药物制剂、护理学。2022年毕业医学类专业本科生610人,其中临床医学类211人,中医学类62人。

通过认证的专业及认证时间:护理学(2014年)、中医学(2020年)、临床医

---

[1] 延边大学医科相关学院有:医学院、药学院、护理学院。

学(2020 年)、药学(2018 年)

医学类博士/硕士学位授权一级学科：基础医学、临床医学、中西医结合、药学、护理学

医学类专业学位类别：临床医学硕士、口腔医学硕士、公共卫生硕士、护理硕士、药学硕士

近两届国家级教学成果奖获奖成果：(暂无)

直属附属医院：延边大学附属医院*、延边大学口腔医院

官方网站网址：https://www.ybu.edu.cn

长春中医药大学

【保研】

院校所在地：吉林省长春市

历史沿革：长春中医药大学始建于 1950 年的长春市中医进修学校。1958 年长春中医学院成立。1962 年吉林省卫生干部学校并入学院，1970 年学院并入了当时的吉林医科大学。1978 年恢复了长春中医学院建制；2006 年经教育部批准更名为长春中医药大学。

医学类本科专业及年度毕业生数：临床医学、☆中医学、☆针灸推拿学、中医学(5＋3)、中医养生学、中医儿科学、中医骨伤科学、中医康复学、中西医临床医学、药学、药物制剂、药事管理、☆中药学、中药资源与开发、中药制药、康复治疗学、☆护理学、助产学。2022 年毕业医学类专业本科生 1 934 人，其中临床医学类 124 人，中医学类 852 人。

通过认证的专业及认证时间：中医学(2018 年)、中药学(2018 年)、临床医学(2020 年)

医学类博士/硕士学位授权一级学科：中医学、中西医结合、药学、中药学、护理学

医学类专业学位类别：临床医学硕士、公共卫生硕士、护理硕士、药学硕士、中药硕士、中医博士/硕士

近两届国家级教学成果奖获奖成果：(暂无)

直属附属医院:长春中医药大学附属医院(吉林省中医院)*

官方网站网址:https://www.ccucm.edu.cn

北华大学医学部

院校所在地:吉林省吉林市

历史沿革:北华大学医学部的前身是 1928 年由爱国名医孙宗尧创办的吉林私立助产学校;1947 年 12 月被吉林教育厅接收,改名为吉林省立助产学校;1948 年 3 月与华英高级助产职业学校合并,1949 年 6 月改名为吉林省卫生干部学校;1958 年升格为吉林医学院并开始本科招生;1959 年 6 月,又调整为吉林省吉林医学专科学校;1973 年 11 月恢复为吉林医学院。1999 年,吉林师范学院、吉林医学院、吉林林学院、吉林电气化高等专科学校合并组建成北华大学。2007 年,北华大学成立医学部。

医学类本科专业及年度毕业生数:☆临床医学、医学影像学、口腔医学、预防医学、药学、☆医学检验技术、康复治疗学、护理学。2022 年毕业医学类专业本科生 1 301 人,其中临床医学类 353 人。

通过认证的专业及认证时间:临床医学(2021 年)、药学(2023 年)、护理学(2023 年)

医学类博士/硕士学位授权一级学科:基础医学、临床医学、药学

医学类专业学位类别:临床医学硕士、护理硕士、药学硕士

近两届国家级教学成果奖获奖成果:(暂无)

直属附属医院:北华大学附属医院*

官方网站网址:https://med.beihua.edu.cn

吉林医药学院

院校所在地:吉林省吉林市

历史沿革:吉林医药学院的前身是 1952 年成立的东北军区空军军医学校,

1961 年改建为空军卫生学校,1975 年改称空军军医学校,由长春迁至吉林市;1986 年更名为空军医学专科学校;1993 年更名为空军医学高等专科学校;1999年并入第四军医大学,更名为第四军医大学吉林军医学院;2004 年 8 月移交吉林省办学,改称吉林医药学院。

医学类本科专业及年度毕业生数:☆临床医学、医学影像学、预防医学、食品卫生与营养学、药学、药物制剂、医学检验技术、医学影像技术、康复治疗学、口腔医学技术、卫生检验与检疫、护理学。2022 年毕业医学类专业本科生1 840 人,其中临床医学类 596 人。

通过认证的专业及认证时间:临床医学(2017 年)

医学类博士/硕士学位授权一级学科:(暂无)

医学类专业学位类别:(暂无)

近两届国家级教学成果奖获奖成果:(暂无)

直属附属医院:吉林医药学院附属医院*

官方网站网址:https://www.jlmu.cn

长春科技学院医药学院

院校所在地:吉林省长春市

历史沿革:长春科技学院的前身是 2000 年创办的吉林农业大学发展学院,2004 年被教育部批准为独立学院;2013 年经教育部批准转设为民办普通本科高校——长春科技学院。医药学院是长春科技学院下设分院之一,始建于 2015 年。

医学类本科专业及年度毕业生数:中医学、中药学、眼视光学、康复治疗学、护理学。2022 年毕业医学类专业本科生 710 人,其中中医学类 33 人。

通过认证的专业及认证时间:(暂无)

医学类博士/硕士学位授权一级学科:(暂无)

医学类专业学位类别:(暂无)

近两届国家级教学成果奖获奖成果:(暂无)

直属附属医院:(暂无)

官方网站网址:http://www.cstu.edu.cn

黑 龙 江 省

黑龙江省共有 5 所本科医学院校,其中 3 所可培养医学博士;共拥有 18 所直属附属医院,其中 12 所是国家级住院医师规范化培训基地;2022 年共有临床医学类和中医学类本科毕业生 5 655 人。黑龙江省平均每千人口拥有执业(助理)医师 3.17 人。

哈尔滨医科大学①

【保研】

院校所在地:黑龙江省哈尔滨市、大庆市

历史沿革:1926 年 9 月,伍连德博士创建滨江医学专门学校。1938 年,学校更名为哈尔滨医科大学;1946 年并入从延安迁到兴山(鹤岗)的中国医科大学。1948 年,中国医科大学第二分校在哈尔滨成立。1949 年,以中国医科大学第二分校为基础,调入第一分校部分力量,组建为新的哈尔滨医科大学,1950 年,改为地方建制。2002 年,始建于 1958 年的鸡西煤炭医学高等专科学校并入哈尔滨医科大学。

医学类本科专业及年度毕业生数:基础医学、☆临床医学、☆麻醉学、☆医

---

① 哈尔滨医科大学是黑龙江省人民政府、国家卫生健康委员会和教育部共建的医学院校。哈尔滨医科大学下设大庆校区,医学检验技术、医学实验技术、医学影像技术、康复治疗学、中药学、药物制剂、药物分析等专业目前在大庆校区招生。

学影像学、眼视光医学、精神医学、儿科学、临床医学(5+3)、口腔医学、☆预防医学、卫生监督、☆药学、药物制剂、临床药学、药物分析、中药学、法医学、医学检验技术、医学实验技术、医学影像技术、康复治疗学、智能医学工程①、护理学、助产学。2022年毕业医学类专业本科生2 456人,其中临床医学类1 006人。

通过认证的专业及认证时间:临床医学(2018年)、临床药学(2016年)、护理学(2023年)

医学类博士/硕士学位授权一级学科:<u>基础医学</u>、<u>临床医学</u>、<u>口腔医学</u>、<u>公共卫生与预防医学</u>、<u>中西医结合</u>、<u>药学</u>、<u>护理学</u>

医学类专业学位类别:公共卫生硕士、护理硕士、临床医学博士/硕士、口腔医学博士/硕士、医学技术硕士

近两届国家级教学成果奖获奖成果:

(1)"适应新形势,创建器官系统整合式临床教学模式的研究与实践"(2018年,二等奖)

(2)"在国家'一带一路'框架下,创建中俄医学教育合作新模式"(2018年,二等奖)

(3)"反脆弱理念下的全科医学研究生'价值-能力-岗位胜任力'培养体系创新实践"(2022年,二等奖)

(4)"以'全生命周期健康问题'为导向,建设新时代公共卫生复合型人才培养模式"(2022年,二等奖)

直属附属医院:哈尔滨医科大学附属第一医院*、哈尔滨医科大学附属第二医院*、哈尔滨医科大学附属肿瘤医院(附属第三医院)*、哈尔滨医科大学附属第四医院*、哈尔滨医科大学附属第六医院

官方网站网址:https://www.hrbmu.edu.cn

黑龙江中医药大学

【保研】

院校所在地:黑龙江省哈尔滨市、佳木斯市

---

① 该专业学生由哈尔滨医科大学与哈尔滨工业大学联合培养。

历史沿革:学校始建于1954年,初名黑龙江省中医进修学校,后几易其名,1959年定名为黑龙江中医学院,1996年经教育部批准更名为黑龙江中医药大学。2002年,黑龙江省中医药学校(办学地在佳木斯市)并入黑龙江中医药大学。

医学类本科专业及年度毕业生数:☆中医学、☆针灸推拿学、中医学(5+3)、中医骨伤科学、中医康复学、中西医临床医学、药学、☆药物制剂、药物分析、☆中药学、中药资源与开发、中药制药、医学检验技术、医学影像技术、医学实验技术、康复治疗学、智能医学工程、护理学、助产学。2022年毕业医学类专业本科生2888人,其中中医学类1325人。

通过认证的专业及认证时间:中医学(2007年)、中药学(2022年)

医学类博士/硕士学位授权一级学科:中医学、中西医结合、药学、中药学、护理学

医学类专业学位类别:护理硕士、药学硕士、中药硕士、中医博士/硕士、医学技术硕士

近两届国家级教学成果奖获奖成果:

(1)"'一主线、双贯通、七结合'卓越中医药人才培养模式的研究与实践"(2018年,二等奖)

(2)"质量文化建设推动高质量中医药人才培养的创新与实践"(2022年,二等奖)

直属附属医院:黑龙江中医药大学附属第一医院*、黑龙江中医药大学附属第二医院*、黑龙江中医药大学附属第三医院、黑龙江中医药大学附属第四医院(黑龙江省康复医院)

官方网站网址:https://www.hljucm.net

佳木斯大学(医科)①

【保研】

院校所在地:黑龙江省佳木斯市

---

① 佳木斯大学医科相关院部有医学部、公共卫生学院、药学院。

历史沿革：1947 年，中国人民解放军合江军区卫生干部学校成立。此后几易其名，1958 年，扩建为佳木斯医学院。1995 年 6 月，佳木斯医学院与佳木斯工学院、佳木斯师范专科学院、原佳木斯大学合并为佳木斯大学。

医学类本科专业及年度毕业生数：临床医学、☆口腔医学、预防医学、药学、药物分析、医学检验技术、康复治疗学、口腔医学技术、护理学。2022 年毕业医学类专业本科生 1 117 人，其中临床医学类 510 人。

通过认证的专业及认证时间：临床医学（2019 年）、护理学（2019 年）

医学类博士/硕士学位授权一级学科：基础医学、临床医学、口腔医学、公共卫生与预防医学、药学

医学类专业学位类别：临床医学硕士、口腔医学硕士、公共卫生硕士、护理硕士、药学硕士

近两届国家级教学成果奖获奖成果：（暂无）

直属附属医院：佳木斯大学附属第一医院*、佳木斯大学附属口腔医院（第二医院）*、佳木斯大学附属第三医院

官方网站网址：https://www.jmsu.edu.cn

牡丹江医学院

院校所在地：黑龙江省牡丹江市

历史沿革：原牡丹江医学院创建于 1958 年，1962 年改为卫生学校；1978 年改为牡丹江医学专科学校；1986 年，改建为牡丹江医学院。

医学类本科专业及年度毕业生数：临床医学、麻醉学、☆医学影像学、口腔医学、预防医学、药学、药物制剂、医学检验技术、医学影像技术、康复治疗学、卫生检验与检疫、智能影像工程、护理学。2022 年毕业医学类专业本科生 2 236 人，其中临床医学类 1 473 人。

通过认证的专业及认证时间：临床医学（2015 年）

医学类博士/硕士学位授权一级学科：基础医学

医学类专业学位类别：临床医学硕士、公共卫生硕士、护理硕士、药学硕士

近两届国家级教学成果奖获奖成果：（暂无）

直属附属医院:牡丹江医学院附属红旗医院*、牡丹江医学院第二附属医院

官方网站网址:https://www.mdjmu.cn

齐齐哈尔医学院

院校所在地:黑龙江省齐齐哈尔市

历史沿革:1946年,黑龙江军区卫生部建立了黑龙江军区军医学校。1951年,改建为黑龙江省医士学校;1953年又改称为齐齐哈尔医士学校。"文革"开始后,学校停止办学,1971年恢复办学。1978年更名为齐齐哈尔医学专科学校。1986年建成齐齐哈尔医学院。

医学类本科专业及年度毕业生数:临床医学、医学影像学、☆精神医学、儿科学、口腔医学、预防医学、药学、药物制剂、临床药学、中药学、医学检验技术、医学影像技术、康复治疗学、护理学、助产学。2022年毕业医学类专业本科生2 259人,其中临床医学类1 341人。

通过认证的专业及认证时间:临床医学(2013年)、护理学(2015年)、药学(2021年)

医学类博士/硕士学位授权一级学科:基础医学

医学类专业学位类别:临床医学硕士、公共卫生硕士、护理硕士、药学硕士、医学技术硕士

近两届国家级教学成果奖获奖成果:(暂无)

直属附属医院:齐齐哈尔医学院附属第一医院*、齐齐哈尔医学院附属第二医院*、齐齐哈尔医学院附属第三医院*、齐齐哈尔医学院附属第四医院

官方网站网址:https://www.qmu.edu.cn

上 海 市

上海市共有 6 所本科医学院校,其中 5 所可培养医学博士,5 所进入国家"双一流"建设行列;共拥有 19 所直属附属医院,其中 18 所是国家级住院医师规范化培训基地;2022 年共有临床医学类和中医学类本科毕业生 1325 人(不含军队院校)。上海市平均每千人口拥有执业(助理)医师 3.48 人。

复旦大学上海医学院

【自主划线/双一流/保研】

院校所在地:上海市徐汇区

历史沿革:1927 年,国立第四中山大学医学院在上海吴淞创立;1928 年 2 月,更名为国立江苏大学,1928 年 5 月,再更名为国立中央大学;1932 年,独立建院,更名为国立上海医学院。1952 年,更名为上海第一医学院;1985 年,更名为上海医科大学;2000 年,上海医科大学与复旦大学合并,组建为新的复旦大学,上海医科大学被拆分为若干直属院系。2012 年,新的上海医学院成立,根据复旦大学的授权,在医科行使相对独立的管理权限。2018 年 12 月,教育部、国家卫生健康委员会、上海市人民政府签约,共建托管复旦大学上海医学院及其直属附属医院。

医学类本科专业及年度毕业生数:☆基础医学、☆临床医学(含八年制)、口腔医学、☆预防医学、药学、法医学、护理学。2022 年毕业医学类专业本科生 671 人,其中临床医学类 353 人。

通过认证的专业及认证时间:临床医学(2021 年)、药学(2021 年)

医学类博士/硕士学位授权一级学科:<u>基础医学</u>、<u>临床医学</u>、<u>公共卫生与预防医学</u>、<u>中西医结合</u>、<u>药学</u>、<u>护理学</u>

医学类专业学位类别:公共卫生硕士、护理硕士、药学硕士、临床医学博士/硕士、口腔医学博士/硕士

近两届国家级教学成果奖获奖成果:

(1)"基于健康中国需求的创新人才培养机制探索与实践"(2018 年,二等奖)

(2)"服务需求、提高质量——医学研究生教育改革研究与创新实践"(2022 年,一等奖)

(3)"双轮驱动　顶天立地　公共卫生人才培养体系二十年创新实践"(2022 年,二等奖)

(4)"'支部建在最基层学术组织上'——卫生健康领域研究生思政教育创新实践"(2022 年,二等奖)

直属附属医院:复旦大学附属中山医院*、复旦大学附属华山医院*、复旦大学附属肿瘤医院*、复旦大学附属妇产科医院*、复旦大学附属儿科医院*、复旦大学附属眼耳鼻喉科医院*

官方网站网址:https://shmc.fudan.edu.cn

上海交通大学(医科)①

【自主划线/双一流/保研】

院校所在地:上海市闵行区、黄浦区

历史沿革:1952 年全国高等学校院系调整时,圣约翰大学医学院(1896—1952 年)、震旦大学医学院(1911—1952 年)、同德医学院(1918—1952 年)合并

---

① 上海交通大学医科相关学院有医学院、药学院。

成为上海第二医学院。1985年,更名为上海第二医科大学。2005年7月,与上海交通大学合并形成新的上海交通大学。另外,2000年,原上海交通大学与上海医药工业研究院共建成立上海交通大学药学院。

医学类本科专业及年度毕业生数:生物医学科学①、☆临床医学(含五年制②、八年制③和"4+4")、儿科学(5+3)、☆口腔医学、口腔医学(5+3)、预防医学、食品卫生与营养学、药学、临床药学、☆医学检验技术、听力与言语康复学、☆护理学。2022年毕业医学类专业本科生637人,其中临床医学类383人。

通过认证的专业及认证时间:临床医学(2019年)、药学(2021年)

医学类博士/硕士学位授权一级学科:基础医学、临床医学、口腔医学、公共卫生与预防医学、药学、护理学

医学类专业学位类别:公共卫生硕士、护理硕士、药学硕士、临床医学博士/硕士、口腔医学博士/硕士、医学技术博士/硕士

近两届国家级教学成果奖获奖成果:

(1)"夯实医教协同,综合性大学'有灵魂的卓越医学创新人才培养体系'构建与实践"(2018年,一等奖)

(2)"创新能力导向的口腔医学生培养模式构建与实践"(2018年,二等奖)

(3)"临床医学专业学位博士'实践与研究融合'培养模式的创新与实践"(2022年,二等奖)

(4)"新时代复合型医学人才培养的探索与实践"(2022年,一等奖)

(5)"'名师引领,四位一体'培养卓越口腔医学创新人才的探索与实践"(2022年,二等奖)

直属附属医院:上海交通大学医学院附属瑞金医院*、上海交通大学医学院附属仁济医院*、上海交通大学医学院附属新华医院*、上海交通大学医学院附属第九人民医院*、上海交通大学医学院附属上海儿童医学中心*

---

① 该专业纳入上海交通大学拔尖人才培养基地——致远学院培养平台。

② 上海交通大学临床医学五年制专业含医学试验班和英语班,后者是该校与加拿大渥太华大学合作举办的本科教育项目,学费标准为1.95万元/学年

③ 上海交通大学临床医学八年制专业含一般八年制和法语班,后者是该校与法国斯特拉斯堡大学合作的博士研究生教育,学费标准1万元/学年;学生在校以法语为第一外语,部分基础课程以法语授课。

官方网站网址:https://www.sjtu.edu.cn

上海中医药大学

【双一流/保研】

院校所在地:上海市浦东新区

历史沿革:上海中医药大学成立于1956年。初名上海中医学院,1993年更名为上海中医药大学。2000年上海医学高等专科学校并入上海中医药大学。(1985年,上海奉贤医学专科学校成立,1992年更名为上海医学高等专科学校。)

医学类本科专业及年度毕业生数:预防医学、食品卫生与营养学、☆中医学、中医学(5+3)、中医学(九年)①、☆针灸推拿学、中西医临床医学、药学、☆中药学、康复治疗学、听力与言语康复学、康复物理治疗、康复作业治疗、智能医学工程、护理学。2022年毕业医学类专业本科生857人,其中中医学类287人。

通过认证的专业及认证时间:中医学(2008年)、中药学(2017年)

医学类博士/硕士学位授权一级学科:中医学、中西医结合、中药学、护理学

医学类专业学位类别:公共卫生硕士、护理硕士、中药硕士、中医博士/硕士、医学技术硕士

近两届国家级教学成果奖获奖成果:

(1)"'传承与发展并重,特色与引领并举'——我国推拿学教育体系的创立与改革实践"(2018年,一等奖)

(2)"'厚德惟新、融贯协同'的中药学高层次人才培养方式的建构与实践"(2022年,二等奖)

(3)"中医药文化教育资源贯通大中小学的创新与实践"(2022年,一等奖)

(4)"守正创新、面向未来的新时代高质量中医人才培养改革实践"(2022年,二等奖)

———————————

① 九年制中医学专业称为"屠呦呦班",由中国中医科学院与上海中医药大学联合培养,前五年本科阶段由上海中医药大学主要负责教学培养工作,后四年进入中国中医科学院攻读博士学位。学业合格者准予毕业,同时达到学位要求者,经中国中医科学院学位委员会审核批准,授予中医博士科学学位。

直属附属医院:上海中医药大学附属龙华医院*、上海中医药大学附属曙光医院*、上海中医药大学附属岳阳中西医结合医院*

官方网站网址:https://www.shutcm.edu.cn

同济大学(医科)①

【自主划线/双一流/保研】

院校所在地:上海市杨浦区

历史沿革:1907年成立的"德文医学堂"是同济医学专业的开端。由于20世纪50年代的调整,同济大学医学院整体迁往武汉,使同济大学在较长时间内没有医科专业。现在同济大学医科的前身是成立于1958年的上海铁道医学院;1995年,上海铁道医学院与上海铁道学院合并组建上海铁道大学。2000年4月,同济大学与上海铁道大学合并,在原上海铁道大学医学院的基础上成立了"同济大学医学院"和"同济大学口腔医学院"。

医学类本科专业及年度毕业生数:基础医学、临床医学、临床医学(5+3)、口腔医学、康复治疗学、康复物理治疗、护理学。2022年毕业医学类专业本科生243人,其中临床医学类158人。

通过认证的专业及认证时间:临床医学(2017年)

医学类博士/硕士学位授权一级学科:基础医学、临床医学、口腔医学、公共卫生与预防医学、药学

医学类专业学位类别:护理硕士、临床医学博士/硕士、口腔医学博士/硕士

近两届国家级教学成果奖获奖成果:

面向健康中国战略的干细胞基础与转化研究未来领军人才培养体系探索与实践(2022年,二等奖)

直属附属医院:同济大学附属同济医院(上海市同济医院)*、同济大学附属口腔医院*②

---

① 同济大学医科相关学院有医学院、口腔医学院。

② 同济大学的另一重要临床教学基地是上海市第十人民医院,该院曾是上海铁道医学院的直属附属医院,目前与同济大学医学院有紧密合作关系。

官方网站网址：https://med.tongji.edu.cn

海军军医大学(第二军医大学)

【双一流】

院校所在地：上海市杨浦区

历史沿革：第二军医大学创建于 1949 年 9 月，时称"华东军区人民医学院"。1950 年改称上海军医大学。1951 年 7 月更名为第二军医大学。2015 年由原总后勤部转隶中央军委训练管理部。2017 年转隶海军，组建海军军医大学，对外可称第二军医大学。

医学类本科专业及年度毕业生数：临床医学(含八年制)①、麻醉学、医学影像学、精神医学、医学心理学、预防医学、中医学(含八年制)、药学、中药学、护理学。

通过认证的专业及认证时间：(暂无)

医学类博士/硕士学位授权一级学科：基础医学、临床医学、口腔医学、公共卫生与预防医学、中医学、中西医结合、药学、中药学、特种医学、护理学

医学类专业学位类别：口腔医学硕士、公共卫生硕士、护理硕士、药学硕士、中药硕士、临床医学博士/硕士

近两届国家级教学成果奖获奖成果：(暂无)

直属附属医院：第二军医大学附属长海医院*、上海长征医院(第二军医大学第二附属医院)*、东方肝胆外科医院(第二军医大学第三附属医院)

官方网站网址：https://www.smmu.edu.cn

上海健康医学院

院校所在地：上海市浦东新区

---

① 该校临床医学八年制和中医学八年制专业学生入学后先在一流综合性大学进行预科学习。

历史沿革：2015 年，上海市委市政府决定，整合上海医药高等专科学校（前身为建立于 1999 年的上海第二医科大学卫生技术学院，2006 年独立设置为上海医药高等专科学校）、上海医疗器械高等专科学校（成立于 1960 年）、上海健康职业技术学院（前身是创建于 1957 年的上海职工医学院）相关办学资源，组建上海健康医学院。

医学类本科专业及年度毕业生数：临床医学、预防医学、食品卫生与营养学、药学、药物分析、医学检验技术、医学影像技术、康复治疗学、口腔医学技术、卫生检验与检疫、康复物理治疗、智能影像工程、护理学、助产学。2022 年毕业医学类专业本科生 1512 人，其中临床医学类 144 人。

通过认证的专业及认证时间：（暂无）

医学类博士/硕士学位授权一级学科：（暂无）

医学类专业学位类别：（暂无）

近两届国家级教学成果奖获奖成果：（暂无）

"现代医学影像技术人才'有温度、多维度'能力培养体系的构建与应用"（2022 年，二等奖）

直属附属医院：（暂无）

官方网站网址：https://www.sumhs.edu.cn

江 苏 省

江苏省共有13所本科医学院校(其中3所是独立学院),其中9所可培养医学博士,6所进入国家"双一流"建设行列;共拥有18所直属附属医院,其中14所是国家级住院医师规范化培训基地;2022年共有临床医学类和中医学类本科毕业生5612人。江苏省平均每千人口拥有执业(助理)医师3.28人。

南京医科大学①

【双一流/保研】

院校所在地:江苏省南京市

历史沿革:1934年,江苏省立医政学院在省会镇江成立。抗日战争爆发后,学校内迁。1938年,在湖南与南通学院医科合并,组建国立江苏医学院。1939年,学校迁至重庆北碚。1946年,学校从重庆迁回镇江;1949年春,由镇江市人民政府接管,更名为江苏医学院。1957年,学校由镇江迁至南京,更名为南京医学院。1993年,更名为南京医科大学。

医学类本科专业及年度毕业生数:基础医学、☆临床医学、医学影像学、眼视光医学、精神医学、放射医学、儿科学、临床医学(5+3)、☆口腔医学、口腔医

---

① 南京医科大学是江苏省人民政府、国家卫生健康委员会和教育部共建的医学院校。

学(5＋3)、☆预防医学、药学、临床药学、法医学、医学检验技术、医学影像技术、眼视光学、☆康复治疗学、卫生检验与检疫、智能医学工程、☆护理学。2022 年毕业医学类专业本科生 1 888 人,其中临床医学类 856 人。

通过认证的专业及认证时间:口腔医学(2012 年)、临床医学(2016 年)、药学(2021 年)、护理学(2023 年)

医学类博士/硕士学位授权一级学科:基础医学、临床医学、口腔医学、公共卫生与预防医学、药学、护理学

医学类专业学位类别:公共卫生硕士、护理硕士、药学硕士、临床医学博士/硕士、口腔医学博士/硕士、医学技术博士/硕士

近两届国家级教学成果奖获奖成果:

(1)"以胜任力为导向创新实践教学模式,培养应用型口腔医学人才"(2018 年,二等奖)

(2)"信息技术与医学教育深度融合的创新实践"(2018 年,二等奖)

(3)"医教协同背景下'联盟＋'临床专硕课程建设的创新与实践"(2022年,二等奖)

(4)"医防融合、理实贯通、学研一体的复合型公共卫生人才培养体系创新与实践"(2022 年,一等奖)

直属附属医院:南京医科大学第一附属医院(江苏省人民医院)*、南京医科大学第二附属医院*、南京医科大学附属口腔医院(江苏省口腔医院)*、南京医科大学附属逸夫医院

官方网站网址:https://www.njmu.edu.cn

南京中医药大学

【双一流/保研】

院校所在地:江苏省南京市

历史沿革:南京中医药大学的前身是创建于 1954 年的江苏中医进修学校,1956 年更名为江苏省中医学校,1958 年扩建为南京中医学院;1970 年 4 月,南京中医学院和南京医学院合并成立江苏新医学院;1978 年 3 月,江苏新医学院撤

销,恢复成立南京中医学院;1995 年 2 月,南京中医学院更名为南京中医药大学。

医学类本科专业及年度毕业生数:临床医学、食品卫生与营养学、☆中医学、☆针灸推拿学、中医学(5+3)、中医养生学、中医儿科学、中医康复学、中西医临床医学、药学、药物制剂、药事管理、☆中药学、☆中药资源与开发、中药制药、眼视光学、康复治疗学、☆护理学、助产学。2022 年毕业医学类专业本科生 1696 人,其中临床医学类 123 人,中医学类 515 人。

通过认证的专业及认证时间:中医学(2015 年)、护理学(2012 年)、中药学(2015 年)

医学类博士/硕士学位授权一级学科:基础医学、临床医学、公共卫生与预防医学、中医学、中西医结合、药学、中药学、护理学

医学类专业学位类别:护理硕士、药学硕士、中药硕士、中医博士/硕士

近两届国家级教学成果奖获奖成果:

(1)"医教协同,'三融通'中医临床教学体系创新与实践"(2018 年,二等奖)

(2)"笃学经典、立足临床、融通师承,'三全程'中医思维培养体系创新与实践"(2022 年,二等奖)

直属附属医院:南京中医药大学附属医院(江苏省中医院)*

官方网站网址:https://www.njucm.edu.cn

南京大学医学院

【自主划线/双一流/保研】

院校所在地:江苏省南京市

历史沿革:1935 年,中央大学增设医学院;1950 年,改名为南京大学医学院;1951 年,划归部队系统;1953 年,命名为中国人民解放军第五军医大学;1954 年,迁至西安并入第四军医大学。1987 年,南京大学重建医学院,并于当年开始招收七年制医学生。

医学类本科专业及年度毕业生数:基础医学、☆临床医学(5+3)、口腔医学。2022 年毕业医学类专业本科生 108 人,其中临床医学类 86 人。

通过认证的专业及认证时间:口腔医学(2014 年)、临床医学(2018 年)

医学类博士/硕士学位授权一级学科:<u>基础医学</u>、<u>临床医学</u>、<u>口腔医学</u>、<u>药学</u>

医学类专业学位类别:护理硕士、临床医学博士/硕士、口腔医学博士/硕士

近两届国家级教学成果奖获奖成果:(暂无)

直属附属医院:南京大学医学院附属鼓楼医院*[1]、南京大学医学院附属口腔医院

官方网站网址:https://med.nju.edu.cn

东南大学(医科)[2]

【自主划线/双一流/保研】

院校所在地:江苏省南京市

历史沿革:1952年全国高等学校院系调整时,南京大学医学院独立,后又改为中国人民解放军第五军医大学。1954年,第五军医大学迁西安,与第四军医大学合并,留下的部分教师、医师和设备,与中国人民解放军第五、第六、第七军医中学合并,在南京大学医学院原址成立中国人民解放军第六军医学校。1958年9月,第六军医学校改建为南京铁道医学院,为铁道部部属高等学校之一。2000年4月,南京铁道医学院并入东南大学。

医学类本科专业及年度毕业生数:基础医学、临床医学、☆医学影像学、临床医学(5+3)、预防医学、医学检验技术、智能医学工程、护理学。2022年毕业医学类专业本科生235人,其中临床医学类196人。

通过认证的专业及认证时间:临床医学(2016年)

医学类博士/硕士学位授权一级学科:<u>基础医学</u>、<u>临床医学</u>、<u>公共卫生与预防医学</u>、<u>护理学</u>

医学类专业学位类别:公共卫生硕士、护理硕士、临床医学博士/硕士

近两届国家级教学成果奖获奖成果:

(1)"生物医学工程拔尖创新人才'三融合、一贯通'培养模式的探索与实

---

[1] 南京大学医学院附属鼓楼医院由南京市人民政府与南京大学共建。

[2] 东南大学医科相关学院有医学院、公共卫生学院。

践"(2022年,二等奖)

(2)"面向数智时代的卓越影像医师培养模式创新与实践"(2022年,二等奖)

直属附属医院:东南大学附属中大医院*

官方网站网址:https://med.seu.edu.cn

苏州大学苏州医学院

【双一流/保研】

院校所在地:江苏省苏州市

历史沿革:1912年,张謇及其兄张詧创办私立南通医学专门学校,1927年改为私立南通医科大学。1928年,该校与南通的另外两所大学合并为私立南通大学;1930年改为南通学院。抗日战争爆发后,南通学院西迁,南通学院医科与江苏省立医政学院在湖南合并组建国立江苏医学院。1946年,南通学院本部迁返南通,同时恢复医科。1952年,南通学院医科改建为公立医学院,定名苏北医学院,1956年改名南通医学院。1957年,南通医学院迁往苏州,改名苏州医学院;2000年4月并入苏州大学。2021年,江苏省教育厅、省卫生健康委员会、苏州市与苏州大学签约,四方共建苏州大学苏州医学院及附属医院。

医学类本科专业及年度毕业生数:临床医学、医学影像学、☆放射医学、儿科学、临床医学(5+3)、口腔医学、预防医学、药学、中药学、法医学、医学检验技术、护理学。2022年毕业医学类专业本科生828人,其中临床医学类481人。

通过认证的专业及认证时间:护理学(2014年)、临床医学(2016年)、药学(2021年)

医学类博士/硕士学位授权一级学科:基础医学、临床医学、公共卫生与预防医学、药学、特种医学、护理学

医学类专业学位类别:口腔医学硕士、公共卫生硕士、护理硕士、药学硕士、临床医学博士/硕士

近两届国家级教学成果奖获奖成果:

"能力导向、融通整合、立足转化——地方综合大学医学人才培养体系构建研究和实践"(2018 年,二等奖)

直属附属医院:苏州大学附属第一医院*、苏州大学附属第二医院(核工业总医院)*、苏州大学附属儿童医院*

官方网站网址:http://medical. suda. edu. cn

南通大学(医科)①

【保研】

院校所在地:江苏省南通市

历史沿革:1957 年,南通医学院迁往苏州,改名苏州医学院;同时,留在南通的部分成立苏州医学院南通分部,1958 年南通分部恢复原校名南通医学院;2004 年,南通医学院并入南通大学。

医学类本科专业及年度毕业生数:☆临床医学、医学影像学、儿科学、口腔医学、☆预防医学、药学、药物制剂、医学检验技术、康复治疗学、智能医学工程、护理学。2022 年毕业医学类专业本科生 941 人,其中临床医学类 417 人。

通过认证的专业及认证时间:护理学(2015 年)、临床医学(2016 年)

医学类博士/硕士学位授权一级学科:基础医学、临床医学、公共卫生与预防医学、药学、特种医学

医学类专业学位类别:临床医学硕士、口腔医学硕士、公共卫生硕士、护理硕士、药学硕士、医学技术硕士

近两届国家级教学成果奖获奖成果:(暂无)

直属附属医院:南通大学附属医院*

官方网站网址:https://www. ntu. edu. cn

---

① 南通大学医科相关学院有医学院、公共卫生学院、药学院、护理学院。

徐州医科大学

【保研】

院校所在地:江苏省徐州市

历史沿革:徐州医科大学的前身是 1958 年建立的南京医学院徐州分院;1959 年新海连医学专科学校并入;1960 年,正式定名为徐州医学院;2000 年,徐州卫生学校并入徐州医学院。2016 年,更名为徐州医科大学。

医学类本科专业及年度毕业生数:☆临床医学、☆麻醉学、☆医学影像学、眼视光医学、精神医学、儿科学、口腔医学、预防医学、食品卫生与营养学、☆药学、药物制剂、临床药学、医学检验技术、医学影像技术、眼视光学、康复治疗学、口腔医学技术、听力与言语康复学、智能医学工程、护理学、助产学。2022 年毕业医学类专业本科生 2 674 人,其中临床医学类 1 275 人。

通过认证的专业及认证时间:临床医学(2015 年)、护理学(2011 年)、临床药学(2017 年)

医学类博士/硕士学位授权一级学科:基础医学、临床医学、公共卫生与预防医学、药学、护理学

医学类专业学位类别:口腔医学硕士、公共卫生硕士、护理硕士、药学硕士、临床医学博士/硕士、医学技术硕士

近两届国家级教学成果奖获奖成果:(暂无)

直属附属医院:徐州医科大学附属医院*、徐州医科大学附属第三医院、徐州医科大学附属口腔医院

官方网站网址:https://www.xzhmu.edu.cn

江苏大学(医科)①

【保研】

院校所在地:江苏省镇江市

---

① 江苏大学医科相关学院有医学院、药学院。

历史沿革:江苏大学医科的历史可追溯到 1951 年创建的南京医士学校。1957 年,南京医士学校迁址镇江,改名江苏省镇江医士学校。1958 年,经江苏省人民委员会批准,建立镇江医学专科学校。1962 年 9 月,改名为江苏省卫生干部进修学校。1980 年 5 月改名为镇江医学专科学校。1984 年 6 月升格为镇江医学院。2001 年,与原江苏理工大学、镇江师范专科学校合并成立江苏大学。

医学类本科专业及年度毕业生数:临床医学、医学影像学、预防医学、药学、药物制剂、☆医学检验技术、卫生检验与检疫、护理学。2022 年毕业医学类专业本科生 687 人,其中临床医学类 345 人。

通过认证的专业及认证时间:临床医学(2017 年)

医学类博士/硕士学位授权一级学科:基础医学、临床医学、药学、中药学

医学类专业学位类别:临床医学硕士、护理硕士

近两届国家级教学成果奖获奖成果:(暂无)

直属附属医院:江苏大学附属医院*

官方网站网址:https://www.ujs.edu.cn

扬州大学(医科)①

【保研】

院校所在地:江苏省扬州市

历史沿革:1958 年 1 月,扬州卫生学校成立;1976 年,扩建为江苏省新医学院扬州分院;1979 年,改建为扬州医学专科学校;1984 年,升格为扬州医学院。1992 年,与扬州师范学院、江苏农学院、扬州工学院、江苏水利工程专科学校、江苏商业专科学校联合组建成为扬州大学。

医学类本科专业及年度毕业生数:临床医学、预防医学、食品卫生与营养学、中西医临床医学、药学、医学检验技术、护理学。2022 年毕业医学类专业本科生 461 人,其中临床医学类 321 人,中医学类 31 人。

---

① 扬州大学的医科相关学院有医学院、护理学院。

通过认证的专业及认证时间:临床医学(2017 年)

医学类博士/硕士学位授权一级学科:基础医学、临床医学、公共卫生与预防医学、中西医结合、药学、中药学、护理学

医学类专业学位类别:护理硕士、药学硕士、中药硕士、中医硕士、临床医学博士/硕士

近两届国家级教学成果奖获奖成果:(暂无)

直属附属医院:扬州大学附属医院(扬州市第一人民医院)*

官方网站网址:https://yxy.yzu.edu.cn/

江南大学(医科)①

【双一流/保研】

院校所在地:江苏省无锡市

历史沿革:江南大学的前身是江南学院,于 1985 年开始进行医疗专科招生。2001 年,无锡轻工大学、江南学院、无锡教育学院合并组建成江南大学,原江南学院医疗系只保留了护理学本科专业。2012 年,无锡市政府与江南大学共建江南大学无锡医学院。

医学类本科专业及年度毕业生数:临床医学、药学、护理学。2022 年毕业医学类专业本科生 145 人,其中临床医学类 63 人。

通过认证的专业及认证时间:临床医学(2019 年)

医学类博士/硕士学位授权一级学科:基础医学、临床医学、公共卫生与预防医学、药学

医学类专业学位类别:临床医学硕士、护理硕士

近两届国家级教学成果奖获奖成果:(暂无)

直属附属医院:江南大学附属医院(无锡市第四人民医院)*

官方网站网址:https://www.jiangnan.edu.cn/

---

① 江南大学医科相关学院有江南无锡医学院、江南大学药学院。

南京医科大学康达学院[#]

院校所在地:江苏省连云港市

历史沿革:江南大学医科包括江南大学无锡医学院、江南大学药学院。南京医科大学康达学院创建于1999年。2005年,获教育部确认为独立学院。2011年,南京医科大学和连云港市政府签署合作办学协议。2013年9月,南京医科大学康达学院正式从南京迁至连云港办学。

医学类本科专业及年度毕业生数:临床医学、预防医学、药学、药物制剂、医学检验技术、医学影像技术、眼视光学、康复治疗学、卫生检验与检疫、护理学、助产学。2022年毕业医学类专业本科生2495人,其中临床医学类396人。

官方网站网址:https://kdc.njmu.edu.cn

南通大学杏林学院医学部[#]

院校所在地:江苏省启东市

历史沿革:南通大学杏林学院的前身是1999年成立的南通医学院杏林学院,2004年更名为南通大学杏林学院。2005年经教育部批准确认为独立学院。

医学类本科专业及年度毕业生数:临床医学、药学、医学检验技术、医学实验技术、医学影像技术、卫生检验与检疫、护理学。2022年毕业医学类专业本科生738人,其中临床医学类328人。

官方网站网址:https://xlxy.ntu.edu.cn

南京中医药大学翰林学院[#]

院校所在地:江苏省泰州市

历史沿革:南京中医药大学翰林学院于2002年3月,经江苏省教育厅批准成立;2005 年被教育部确认为独立学院。2010 年迁至江苏省泰州市办学。
2020 年起暂停普通本科招生。

医学类本科专业及年度毕业生数:中医学、针灸推拿学、中西医临床医学、药学、药物制剂、药事管理、中药学、中药资源与开发、康复治疗学、护理学。2022 年毕业医学类专业本科生 1074 人,其中中医学类 179 人。

官方网站网址:https://www.hlxy.edu.cn

浙 江 省

浙江省共有18所本科医学院校(其中4所是独立学院),其中4所可培养医学博士,2所进入国家"双一流"建设行列;共拥有23所直属附属医院,其中20所是国家级住院医师规范化培训基地;2022年共有临床医学类和中医学类本科毕业生4926人。浙江省平均每千人口拥有执业(助理)医师3.75人。

浙江大学(医科)[1]

【自主划线/双一流/保研】

院校所在地:浙江省杭州市、嘉兴市

历史沿革:1912年6月,浙江医学专门学校成立;1913年,更名为浙江公立医药专门学校;1927年8月,更名为浙江省立医药专门学校;1931年8月,更名为浙江省立医药专科学校;1947年,升格为浙江省立医学院。1952年2月,浙江省立医学院与国立浙江大学医学院(1945年创设)合并,定名为浙江医学院;1960年4月更名为浙江医科大学。1998年,浙江医科大学与浙江大学、杭州大学、浙江农业大学合并成立了新的浙江大学。1999年,浙江大学分别成立医学院和药学院。

医学类本科专业及年度毕业生数:基础医学、生物医学[2]、☆临床医学(含

---

[1] 浙江大学医科相关学院有医学院、药学院。

[2] 该专业设在浙江大学爱丁堡大学联合学院,办学地点在浙江大学海宁国际校区,毕业生授予中外双方学位,学费标准为16万元/学年。

八年制①）、临床医学(5+3)、口腔医学(5+3)、预防医学、药学、药物制剂。2022年毕业医学类专业本科生513人，其中临床医学类264人。

通过认证的专业及认证时间：临床医学(2019年)、药学(2017年)

医学类博士/硕士学位授权一级学科：基础医学、临床医学、口腔医学、公共卫生与预防医学、药学、护理学

医学类专业学位类别：公共卫生硕士、护理硕士、药学硕士、临床医学博士/硕士、口腔医学博士/硕士

近两届国家级教学成果奖获奖成果：

(1)"激发学习动力,全面创新临床医学课程体系的探索与实践"(2018年,二等奖)

(2)"眼科专业学位研究生'Dry-to-Wet Lab'教学改革的探索与实践"(2022年,二等奖)

(3)"多学科交叉驱动'医学+'复合型拔尖创新人才培养的探索与实践"(2022年,二等奖)

直属附属医院：浙江大学医学院附属第一医院*、浙江大学医学院附属第二医院*、浙江大学医学院附属邵逸夫医院*、浙江大学医学院附属妇产科医学*、浙江大学医学院附属儿童医院*、浙江大学医学院附属口腔医院*、浙江大学医学院附属第四医院*②

官方网站网址：http://www.cmm.zju.edu.cn

温州医科大学③

【保研】

院校所在地：浙江省温州市

---

① 浙江大学临床医学八年制专业的前四年依托浙江大学竺可桢学院攻读非医学本科专业,后四年进入医学博士培养阶段。

② 浙江大学医学院附属第四医院位于浙江省义乌市,由义乌市政府全额投资,与浙江大学合作共建;浙江大学还依托该医院设置"一带一路"国际医学院。

③ 温州医科大学是浙江省人民政府、国家卫生健康委员会和教育部共建的医学院校。

历史沿革:温州医科大学是浙江医学院在1958年从杭州分迁至温州而建立的,初名温州医学院,2013年更名为"温州医科大学"。

医学类本科专业及年度毕业生数:基础医学、☆临床医学、临床医学(5+3)、临床医学(检验医师培养试验班)①、临床医学(中外合作)②、麻醉学、医学影像学、☆眼视光医学、精神医学、放射医学、儿科学、口腔医学、预防医学、中医学、☆药学、临床药学、中药学、☆医学检验技术、医学影像技术、康复治疗学、卫生检验与检疫、听力与言语康复学、护理学、助产学。2022年毕业医学类专业本科生2419人,其中临床医学类1213人,中医学类34人。

通过认证的专业及认证时间:临床医学(2013年)、口腔医学(2012年)、护理学(2016年)、药学(2016年)

医学类博士/硕士学位授权一级学科:基础医学、临床医学、口腔医学、公共卫生与预防医学、中西医结合、药学、中药学、护理学

医学类专业学位类别:口腔医学硕士、公共卫生硕士、护理硕士、药学硕士、临床医学博士/硕士、医学技术博士/硕士

近两届国家级教学成果奖获奖成果:

(1)"创立眼视光医学专业,创新实践推广三十年"(2018年,二等奖)

(2)"面向生物医药国家重大战略需求的药学研究生人才培养模式创新与实践"(2022年,二等奖)

(3)"中国特色基层全科医学人才培养体系的二十年探索与实践"(2022年,二等奖)

(4)"以'创新药物研发链'为主线的生物制药人才培养模式的构建与实践"(2022年,二等奖)

(5)"健康中国背景下医学人文教育体系的构建与实践"(2022年,二等奖)

直属附属医院:温州医科大学附属第一医院*、温州医科大学附属第二医院(育英儿童医院)*、温州医科大学附属眼视光医院*、温州医科大学附属口腔医院*

---

① 该试验班优秀应届本科毕业生可以推免方式进入临床检验诊断学专业学位硕士研究生阶段学习。

② 该专业由温州医科大学与加拿大阿尔伯塔大学合作开办,授予中外双方学位,学费标准为7.5万元/学年。

官方网站网址：https://www.wmu.edu.cn

浙江中医药大学

【保研】

院校所在地：浙江省杭州市

历史沿革：浙江中医药大学的前身是 1953 年 7 月创立的浙江省中医进修学校；1959 年 6 月成立浙江中医学院；1960 年、1970 年学校两度并入浙江医科大学；1974 年 9 月恢复浙江中医学院；2006 年 2 月更名为浙江中医药大学。

医学类本科专业及年度毕业生数：临床医学、医学影像学、儿科学、口腔医学、预防医学、食品卫生与营养学、☆中医学、☆针灸推拿学、中医学(5＋3)、中医骨伤科学、中医康复学、中西医临床医学、药学、药物制剂、临床药学、☆中药学、中草药栽培与鉴定、医学检验技术、医学实验技术、医学影像技术、康复治疗学、卫生检验与检疫、☆听力与言语康复学、☆护理学、助产学。2022 年毕业医学类专业本科生 1886 人，其中临床医学类 413 人，中医学类 375 人。

通过认证的专业及认证时间：临床医学(2013 年)、中医学(2010 年)、中药学(2011 年)

医学类博士/硕士学位授权一级学科：基础医学、临床医学、公共卫生与预防医学、中医学、中西医结合、药学、中药学、护理学

医学类专业学位类别：临床医学硕士、口腔医学硕士、公共卫生硕士、护理硕士、药学硕士、中药硕士、中医博士/硕士、医学技术硕士

近两届国家级教学成果奖获奖成果：

(1)"专业催生行业　创业促成职业——开创中国听力专业教育先河的二十年探索与实践"(2022 年,二等奖)

(2)"弘扬'和合思想',培养高素质中医药人才的探索与实践"(2022 年,二等奖)

直属附属医院：浙江中医药大学附属第一医院(浙江省中医院)*、浙江中医药大学附属第二医院(浙江省新华医院)*、浙江中医药大学附属第三医院(浙江省中山医院)*

官方网站网址:https://www.zcmu.edu.cn

宁波大学医学部

【双一流/保研】

院校所在地:浙江省宁波市

历史沿革:宁波大学医学院创建于1998年,由香港著名医学家、科学家汤于翰博士发起捐资并兼任名誉院长。2022年,改建为宁波大学医学部。

医学类本科专业及年度毕业生数:临床医学、口腔医学、预防医学、药学。2022年毕业医学类专业本科生189人,其中临床医学类150人。

通过认证的专业及认证时间:临床医学(2015年)

医学类博士/硕士学位授权一级学科:基础医学、临床医学、公共卫生与预防医学

医学类专业学位类别:临床医学硕士、公共卫生硕士、药学硕士

近两届国家级教学成果奖获奖成果:(暂无)

直属附属医院:宁波大学附属第一医院*

官方网站网址:https://medicine.nbu.edu.cn

杭州师范大学医学部

【保研】

院校所在地:浙江省杭州市

历史沿革:杭州师范大学医学部的前身是创办于1979年的浙江医科大学杭州分校,1994年成立杭州医学高等专科学校,2003年并入杭州师范学院。2007年,杭州师范学院更名为杭州师范大学。2020年,杭州师范大学成立医学部。

医学类本科专业及年度毕业生数:基础医学、临床医学、口腔医学、预防医学、药学、护理学。2022年毕业医学类专业本科生人423,其中临床医学类224人。

通过认证的专业及认证时间:临床医学(2013年)

医学类博士/硕士学位授权一级学科:公共卫生与预防医学、护理学

医学类专业学位类别:临床医学硕士、口腔医学硕士、公共卫生硕士、护理硕士、药学硕士

近两届国家级教学成果奖获奖成果:(暂无)

直属附属医院:杭州师范大学附属医院(杭州市第二人民医院)*

官方网站网址:https://yxy.hznu.edu.cn

绍兴文理学院医学院

院校所在地:浙江省绍兴市

历史沿革:2000年,成立于1952年的绍兴卫生学校并入绍兴文理学院,组建绍兴文理学院医学院。2005年开始招收临床医学专业本科生。

医学类本科专业及年度毕业生数:临床医学、医学影像学、药学①、医学检验技术、医学影像技术、康复治疗学、护理学。2022年毕业医学类专业本科生270人,其中临床医学类155人。

通过认证的专业及认证时间:临床医学(2015年)、护理学(2023年)

医学类博士/硕士学位授权一级学科:(暂无)

医学类专业学位类别:临床医学硕士、护理硕士

近两届国家级教学成果奖获奖成果:(暂无)

直属附属医院:绍兴文理学院附属医院(绍兴市立医院)

官方网站网址:https://medical.usx.edu.cn

嘉兴大学医学院

院校所在地:浙江省嘉兴市

历史沿革:嘉兴学院医学院的前身是成立于1951年的浙江省立嘉兴医院

---

① 药学专业设在绍兴文理学院化学化工学院。

卫生技术学校,后又经历浙江省嘉兴医士学校、浙江省立嘉兴医学专科学校、嘉兴医学院、浙江省嘉兴卫生学校、嘉兴地区卫生学校、浙江省嘉兴卫生学校等发展阶段,2000 年并入嘉兴学院,成立嘉兴学院医学院。2023 年,嘉兴学院更名为嘉兴大学。

医学类本科专业及年度毕业生数:临床医学、麻醉学、药学、护理学。2022 年毕业医学类专业本科生 262 人,其中临床医学类 121 人。

通过认证的专业及认证时间:临床医学(2023 年)、护理学(2019 年)

医学类博士/硕士学位授权一级学科:(暂无)

医学类专业学位类别:(暂无)

近两届国家级教学成果奖获奖成果:(暂无)

直属附属医院:嘉兴大学附属医院(嘉兴市第一医院)*

官方网站网址:https://medicine.zjxu.edu.cn

湖州师范学院医学院

院校所在地:浙江省湖州市

历史沿革:湖州师范学院医学院的前身是始建于 1958 年的湖州卫生学校。2000 年,湖州卫生学校并入湖州师范学院组建成医学院。

医学类本科专业及年度毕业生数:临床医学、口腔医学、护理学。2022 年毕业医学类专业本科生 201 人,其中临床医学类 126 人。

通过认证的专业及认证时间:临床医学(2018 年)、护理学(2023 年)

医学类博士/硕士学位授权一级学科:(暂无)

医学类专业学位类别:临床医学硕士、护理硕士

近两届国家级教学成果奖获奖成果:(暂无)

直属附属医院:湖州师范学院附属第一医院(湖州市第一人民医院)*、湖州师范学院附属口腔医院

官方网站网址:http://yxy.zjhu.edu.cn

杭州医学院

院校所在地:浙江省杭州市

历史沿革:杭州医学院的前身是创建于1925年的浙江省立女子产科学校,其曾先后改建为浙江省立杭州高级医事职业学校、杭州卫生学校、浙江省卫生学校。2004年,经教育部批准在浙江卫生学校基础上建立浙江医学高等专科学校。2016年升格并更名为杭州医学院。

医学类本科专业及年度毕业生数:临床医学、麻醉学、医学影像学、精神医学、儿科学、口腔医学、预防医学、药学、法医学、医学检验技术、医学影像技术、康复治疗学、卫生检验与检疫、智能医学工程、护理学、助产学。2022年毕业医学类专业本科生1134人,其中临床医学类293人。

通过认证的专业及认证时间:(暂无)

医学类博士/硕士学位授权一级学科:基础医学、公共卫生与预防医学、药学

医学类专业学位类别:公共卫生硕士、药学硕士

近两届国家级教学成果奖获奖成果:(暂无)

直属附属医院:浙江省人民医院*

官方网站网址:https://www.hmc.edu.cn

台州学院医学院

院校所在地:浙江省台州市

历史沿革:台州学院医学院的前身是始建于1951年的台州卫生学校,2003年,台州卫生学校并入台州学院,并以此为基础组建成台州学院医学院。

医学类本科专业及年度毕业生数:临床医学、药学、医学检验技术、康复治疗学、护理学、助产学。2022年毕业医学类专业本科生417人,其中临床医学类138人。

通过认证的专业及认证时间:临床医学(2017 年)、护理学(2021 年)

医学类博士/硕士学位授权一级学科:(暂无)

医学类专业学位类别:(暂无)

近两届国家级教学成果奖获奖成果:(暂无)

直属附属医院:台州市中心医院(台州学院附属医院)

官方网站网址:https://yxy.tzc.edu.cn

丽水学院医学院

院校所在地:浙江省丽水市

历史沿革:丽水学院医学院的前身是创建于 1965 年 5 月的浙江省丽水卫生学校,2007 年 3 月并入丽水学院组建成为丽水学院医学院。

医学类本科专业及年度毕业生数:临床医学、口腔医学、康复治疗学、护理学。2022 年毕业医学类专业本科生 383 人,其中临床医学类 42 人。

通过认证的专业及认证时间:护理学(2019 年)

医学类博士/硕士学位授权一级学科:(暂无)

医学类专业学位类别:护理硕士

近两届国家级教学成果奖获奖成果:(暂无)

直属附属医院:(暂无)

官方网站网址:https://yxy.lsu.edu.cn

浙大城市学院医学院

院校所在地:浙江省杭州市

历史沿革:1999 年 7 月,教育部和浙江省人民政府批准成立浙江大学城市学院。学校由浙江大学、杭州市人民政府合作办学,并与浙江省电信实业集团共同发起创办。2003 年获教育部确认为独立学院。2020 年,浙江大学城市学院转设为公办普通本科高校——浙大城市学院,下设医学院。

医学类本科专业及年度毕业生数:临床医学、药学、护理学。2022 年毕业医学类专业本科生 225 人,其中临床医学类 123 人。

通过认证的专业及认证时间:(暂无)

医学类博士/硕士学位授权一级学科:(暂无)

医学类专业学位类别:(暂无)

近两届国家级教学成果奖获奖成果:(暂无)

直属附属医院:

官方网站网址:http://yxy.zucc.edu.cn

浙江树人学院树兰国际医学院

院校所在地:浙江省杭州市

历史沿革:浙江树人学院是创办于 1984 年的民办本科高校。2019 年,浙江树人学院与树兰医疗管理集团共建共办浙江树人学院树兰国际医学院。

医学类本科专业及年度毕业生数:临床医学、医学检验技术、护理学。2022 年毕业医学类专业本科生 155 人。

通过认证的专业及认证时间:(暂无)

医学类博士/硕士学位授权一级学科:(暂无)

医学类专业学位类别:(暂无)

近两届国家级教学成果奖获奖成果:(暂无)

直属附属医院:树兰(杭州)医院*

官方网站网址:https://slmc.zjsru.edu.cn

嘉兴南湖学院医学系

院校所在地:浙江省嘉兴市

历史沿革:嘉兴南湖学院的前身是嘉兴学院南湖学院,2003 年经浙江省人民政府批准建立,2004 年获教育部确认为独立学院。2020 年转设为公办普通本科高校。

医学类本科专业及年度毕业生数:临床医学、护理学①。2022 年毕业医学类专业本科生 159 人,其中临床医学类 92 人。

通过认证的专业及认证时间:(暂无)

医学类博士/硕士学位授权一级学科:(暂无)

医学类专业学位类别:(暂无)

近两届国家级教学成果奖获奖成果:(暂无)

直属附属医院:(暂无)

官方网站网址:https://www.jxnhu.edu.cn

温州医科大学仁济学院#

院校所在地:浙江省温州市

历史沿革:1999 年经浙江省人民政府批准设立,2004 年经教育部确认为独立学院。

医学类本科专业及年度毕业生数:临床医学、麻醉学、口腔医学、中医学、药学、中药学、法医学、医学检验技术、医学影像技术、康复治疗学、护理学、助产学。2022 年毕业医学类专业本科生 1 414 人,其中临床医学类 592 人,中医学类 94 人。

官方网站网址:https://rjxy.wmu.edu.cn

浙江中医药大学滨江学院#②

院校所在地:浙江省杭州市

---

① 嘉兴南湖学院已停止临床医学和护理学专业招生。

② 该校已暂停招生。

历史沿革：2000 年成立，2004 年获教育部确认为独立学院。

医学类本科专业及年度毕业生数：临床医学、口腔医学、中医学、针灸推拿学、药学、药物制剂、中药学、医学实验技术、康复治疗学、听力与言语康复学、护理学。2022 年毕业医学类专业本科生 752 人，其中临床医学类 112 人，中医学类 235 人。

官方网站网址：http://bjxy.zjtcm.edu.cn

宁波大学科学技术学院生命科学与材料化学学院#

院校所在地：浙江省宁波市（慈溪）

历史沿革：1999 年，宁波大学科学技术学院经浙江省政府批准成立，2004 年经教育部确认为独立学院。

医学类本科专业及年度毕业生数：临床医学。2022 年毕业医学类专业本科生 70 人，其中临床医学类 70 人。

官方网站网址：http://sm.ndky.edu.cn

杭州师范大学钱江学院#

院校所在地：浙江省杭州市

历史沿革：杭州师范大学钱江学院成立于 1999 年 7 月，2004 年获教育部确认为独立学院。从 2021 年起停止招生。

医学类本科专业及年度毕业生数：临床医学、护理学。2022 年毕业医学类专业本科生 204 人，其中临床医学类 60 人。

官方网站网址：http://qjxy.hznu.edu.cn

安　徽　省

安徽省共有7所本科医学院校(其中1所是独立学院),其中3所可培养医学博士,1所进入国家"双一流"建设行列;共拥有15所直属附属医院,其中8所是国家级住院医师规范化培训基地;2022年共有临床医学类和中医学类本科毕业生5 497人。安徽省平均每千人口拥有执业(助理)医师3.04人。

安徽医科大学①

【保研】

院校所在地:安徽省合肥市

历史沿革:安徽医科大学的前身是1926年创建于上海的私立东南医科大学,1930年改称东南医学院,1949年底迁至安徽怀远。1951年由私立改为公立,1952年迁至安徽省省会合肥,更名为安徽医学院。1996年6月,更名为安徽医科大学。

医学类本科专业及年度毕业生数:基础医学、☆临床医学、麻醉学、医学影像学、眼视光医学、精神医学、放射医学、儿科学、临床医学(5+3)、口腔医学、☆预防医学、食品卫生与营养学、妇幼保健医学、卫生监督、☆药学、药物制剂、临

_____

① 安徽医科大学是安徽省人民政府、国家卫生健康委员会和教育部共建的医学院校。

床药学、中药学、法医学、医学检验技术、医学影像技术、康复治疗学、卫生检验与检疫、智能医学工程、护理学、助产学。2022年毕业医学类专业本科生2494人,其中临床医学类1329人。

通过认证的专业及认证时间:临床医学(2019年)、口腔医学(2012年)、临床药学(2020年)、护理学(2021年)

医学类博士/硕士学位授权一级学科:基础医学、临床医学、口腔医学、公共卫生与预防医学、中西医结合、药学、中药学、特种医学、护理学

医学类专业学位类别:口腔医学硕士、公共卫生硕士、护理硕士、药学硕士、中药硕士、临床医学博士/硕士、医学技术硕士

近两届国家级教学成果奖获奖成果:

"'传承创新、医药融合',二十载临床药学专业人才培养体系的构建与实践"(2022年,二等奖)

直属附属医院:安徽医科大学第一附属医院*、安徽医科大学第二附属医院*、安徽医科大学第四附属医院、安徽医科大学附属巢湖医院*、安徽医科大学附属阜阳医院、安徽医科大学附属口腔医院

官方网站网址:http://www.ahmu.edu.cn

安徽中医药大学

【保研】

院校所在地:安徽省合肥市

历史沿革:1959年,安徽中医学院成立。1963年,安徽中医学院与合肥医学专科学校合并;1970年,并入安徽医学院;1975年,安徽中医学院恢复独立设置。2000年,安徽省医药学校并入安徽中医学院。2013年,安徽中医学院更名为安徽中医药大学。

医学类本科专业及年度毕业生数:☆中医学、☆针灸推拿学、中医学(5+3)、中医儿科学、中医骨伤科学、中医康复学、☆中西医临床医学、☆药学、药物制剂、药物分析、☆中药学、中药资源与开发、医学检验技术、医学影像技术、康复治疗学、护理学。2022年毕业医学类专业本科生2647人,其中中医学类

1372 人。

通过认证的专业及认证时间:中医学(2009 年)、中药学(2016 年)

医学类博士/硕士学位授权一级学科:<u>中医学</u>、<u>中西医结合</u>、药学、<u>中药学</u>

医学类专业学位类别:护理硕士、药学硕士、中药硕士、中医博士/硕士

近两届国家级教学成果奖获奖成果:(暂无)

直属附属医院:安徽中医药大学第一附属医院(安徽省中医院)*、安徽中医药大学第二附属医院(安徽省针灸医院)、安徽中医药大学第三附属医院(安徽省中西医结合医院)

官方网站网址:http://www.ahtcm.edu.cn

蚌埠医科大学

【保研】

院校所在地:安徽省蚌埠市

历史沿革:蚌埠医科大学的前身是蚌埠医学院,创建于 1958 年 7 月,由上海第二医学院和安徽医学院援建而成。1968 年 8 月,改称蚌埠反修医学院;1970 年,改建为安徽医学院蚌埠分院;1974 年 6 月,恢复独立建制,定名为蚌埠医学院。蚌埠医学院于 2023 年 11 月经教育部批准,更名为蚌埠医科大学。

医学类本科专业及年度毕业生数:生物医学科学、临床医学、麻醉学、医学影像学、精神医学、儿科学、口腔医学、预防医学、食品卫生与营养学、药学、临床药学、药物分析、☆医学检验技术、医学影像技术、康复治疗学、卫生检验与检疫、智能医学工程、护理学、助产学。2022 年毕业医学类专业本科生 2 532 人,其中临床医学类 1 270 人。

通过认证的专业及认证时间:临床医学(2017 年)、护理学(2023 年)

医学类博士/硕士学位授权一级学科:基础医学、临床医学、公共卫生与预防医学、药学、护理学

医学类专业学位类别:临床医学硕士、口腔医学硕士、公共卫生硕士、护理硕士、药学硕士、医学技术硕士

近两届国家级教学成果奖获奖成果:(暂无)

直属附属医院:蚌埠医科大学第一附属医院*、蚌埠医科大学第二附属医院*

官方网站网址:https://www.bbmc.edu.cn

皖南医学院

院校所在地:安徽省芜湖市

历史沿革:1958 年 10 月,芜湖医学专科学校创建。1971 年,改建为安徽医学院皖南分院。1974 年,经国务院批准独立建校,命名为皖南医学院。

医学类本科专业及年度毕业生数:基础医学、临床医学、麻醉学、医学影像学、口腔医学、预防医学、食品卫生与营养学、药学、药物制剂、临床药学、中药学、☆法医学、医学检验技术、医学影像技术、康复治疗学、口腔医学技术、卫生检验与检疫、智能医学工程、护理学、助产学。2022 年毕业医学类专业本科生 3 362 人,其中临床医学类 1 235 人。

通过认证的专业及认证时间:临床医学(2020 年)

医学类博士/硕士学位授权一级学科:基础医学、临床医学、公共卫生与预防医学、药学

医学类专业学位类别:临床医学硕士、口腔医学硕士、公共卫生硕士、护理硕士、药学硕士

近两届国家级教学成果奖获奖成果:(暂无)

直属附属医院:皖南医学院第一附属医院(弋矶山医院)*、皖南医学院第二附属医院

官方网站网址:https://www.wnmc.edu.cn

安徽理工大学医学院

【保研】

院校所在地:安徽省淮南市

历史沿革:安徽理工大学医学院的前身是煤炭工业部在 1985 年创办的华东煤炭医学专科学校,1986 年首次招生。1993 年,华东煤炭医学专科学校并入淮南矿业学院。1997 年,淮南矿业学院更名为淮南工业学院;2002 年,淮南矿业学院更名为安徽理工大学。

医学类本科专业及年度毕业生数:临床医学、预防医学、药学、医学检验技术、护理学。2022 年毕业医学类专业本科生 412 人,其中临床医学类 277 人。

通过认证的专业及认证时间:临床医学(2020 年)

医学类博士/硕士学位授权一级学科:基础医学、临床医学

医学类专业学位类别:(暂无)

近两届国家级教学成果奖获奖成果:(暂无)

直属附属医院:安徽理工大学第一附属医院(淮南市第一人民医院)

官方网站网址:http://yxy.aust.edu.cn

中国科学技术大学生命科学与医学部

【自主划线/双一流/保研】

院校所在地:安徽省合肥市

历史沿革:2017 年 12 月,经安徽省人民政府、国家卫生计生委员会、中国科学院三方协商,决定共同建设中国科学技术大学生命科学与医学部。

医学类本科专业及年度毕业生数:临床医学。2022 年毕业医学类专业本科生 13 人,其中临床医学类 13 人。

通过认证的专业及认证时间:(暂无)

医学类博士/硕士学位授权一级学科:临床医学

医学类专业学位类别:临床医学博士/硕士

近两届国家级教学成果奖获奖成果:

"面向世界前沿和国家需求的免疫生物学硕博连读研究生教培体系及二十年实践"(2022 年,二等奖)

直属附属医院:中国科学技术大学附属第一医院(安徽省立医院)*①

官方网站网址:https://biomed.ustc.edu.cn

安徽医科大学临床医学院#

院校所在地:安徽省合肥市

历史沿革:安徽医科大学临床医学院创建于 2003 年。现由安徽医科大学与安徽新华集团投资有限公司合作开办。

医学类本科专业及年度毕业生数:临床医学、预防医学、药学、医学检验技术、医学影像技术、眼视光学、康复治疗学、智能医学工程、生物医药数据科学、护理学、助产学。2022 年毕业医学类专业本科生 464 人,其中临床医学类 1 人。

官方网站网址:https://cc.ahmu.edu.cn

---

① 中国科学技术大学附属第一医院由中国科学技术大学与安徽省卫生健康委员会双重管理,以中国科学技术大学管理为主。

福 建 省

福建省共有6所本科医学院校,其中3所可培养医学博士,1所进入国家"双一流"建设行列;共拥有12所直属附属医院,其中8所是国家级住院医师规范化培训基地;2022年共有临床医学类和中医学类本科毕业生2859人。福建省平均每千人口拥有执业(助理)医师2.77人。

福建医科大学

【保研】

院校所在地:福建省福州市

历史沿革:1937年,福建省立医学专科学校在福州创建,1939年改名为福建省立医学院;1949年改称福建医学院;1969年,与福建中医学院、华侨大学医疗系合并,成立福建医科大学,迁至泉州办学;1978年,迁回福州,中医系分出复办福建中医学院。1982年,恢复福建医学院校名;1996年更名为福建医科大学。

医学类本科专业及年度毕业生数:基础医学、☆临床医学、麻醉学、医学影像学、眼视光医学、放射医学、临床医学(5+3)、口腔医学、☆预防医学、☆药学、药物制剂、临床药学、医学检验技术、医学影像技术、眼视光学、康复治疗学、卫生检验与检疫、智能医学工程、☆护理学、助产学。2022年毕业医学类专业本科生2307人,其中临床医学类1162人。

通过认证的专业及认证时间：口腔医学（2015 年）、护理学（2017 年）、临床医学（2017 年）

医学类博士/硕士学位授权一级学科：<u>基础医学</u>、<u>临床医学</u>、<u>口腔医学</u>、<u>公共卫生与预防医学</u>、<u>药学</u>、<u>护理学</u>

医学类专业学位类别：公共卫生硕士、护理硕士、药学硕士、临床医学博士/硕士、口腔医学博士/硕士、医学技术硕士

近两届国家级教学成果奖获奖成果：

(1)"全程化递进式护理学实践教学体系的构建与实施"（2018 年，二等奖）

(2)"基于生命周期健康照护理念的临床护理课程群建设及教学改革成效"（2022 年，二等奖）

直属附属医院：福建医科大学附属协和医院*、福建医科大学附属第一医院*、福建医科大学附属第二医院*、福建医科大学附属口腔医院*

官方网站网址：https://www.fjmu.edu.cn

福建中医药大学

【保研】

院校所在地：福建省福州市

历史沿革：1953 年，福州中医进修学校成立，1955 年更名为福建省中医进修学校，1958 升格为福建中医学院。2010 年，更名为福建中医药大学。

医学类本科专业及年度毕业生数：临床医学、☆中医学、☆针灸推拿学、中医学（5＋3）、中医骨伤科学、☆中西医临床医学、药学、药物制剂、中药学、医学实验技术、医学影像技术、康复治疗学、听力与言语康复学、康复物理治疗、康复作业治疗、☆护理学。2022 年毕业医学类专业本科生 1 846 人，其中临床医学类 290 人，中医学类 728 人。

通过认证的专业及认证时间：临床医学（2019 年）、中医学（2010 年）、中药学（2017 年）、护理学（2018 年）

医学类博士/硕士学位授权一级学科：临床医学、<u>中医学</u>、<u>中西医结合</u>、药学、中药学、护理学

医学类专业学位类别:临床医学硕士、护理硕士、中药硕士、中医博士/硕士、医学技术硕士

近两届国家级教学成果奖获奖成果:

"优势学科引领下康复治疗一流本科专业建设的改革与实践"(2022年,二等奖)

直属附属医院:福建中医药大学附属人民医院*、福建中医药大学附属第二人民医院*、福建中医药大学第三人民医院、福建中医药大学附属康复医院

官方网站网址:https://www.fjtcm.edu.cn

厦门大学(医科)①

【自主划线/双一流/保研】

院校所在地:福建省厦门市

历史沿革:1996年10月11日,经教育部批准,厦门大学医学院成立,由厦门市人民政府和厦门大学联办。2008年,厦门大学成立医学与生命科学学部,统筹协调医科相关学院的建设。

医学类本科专业及年度毕业生数:基础医学、临床医学、口腔医学、预防医学、中医学、药学、医学检验技术、护理学。2022年毕业医学类专业本科生452人,其中临床医学类148人,中医学类68人。

通过认证的专业及认证时间:临床医学(2019年)、中医学(2023年)

医学类博士/硕士学位授权一级学科:基础医学、临床医学、公共卫生与预防医学、中医学、药学

医学类专业学位类别:临床医学硕士、公共卫生硕士、药学硕士

近两届国家级教学成果奖获奖成果:

"以国家战略和公众健康需求为导向,构建学-练-战的公共卫生教育厦大模式"(2022年,二等奖)

直属附属医院:厦门大学附属翔安医院

---

① 厦门大学医科相关学院有医学院、药学院和公共卫生学院。

官方网站网址:https://med.xmu.edu.cn

莒田学院(医科)①

院校所在地:福建省莆田市

历史沿革:1995年,福建省妇幼卫生学校改建为福建医科大学莆田分校。2002年,经教育部批准,福建医科大学莆田分校与莆田高等专科学校合并,同时吸收利用莆田华侨体育师范学校的教育资源,组建为本科层次的莆田学院。

医学类本科专业及年度毕业生数:临床医学、药学、医学检验技术、医学影像技术、护理学、助产学。2022年毕业医学类专业本科生844人,其中临床医学类228人。

通过认证的专业及认证时间:临床医学(2015年)、护理学(2017年)

医学类博士/硕士学位授权一级学科:(暂无)

医学类专业学位类别:(暂无)

近两届国家级教学成果奖获奖成果:(暂无)

直属附属医院:莆田学院附属医院*

官方网站网址:https://www.ptu.edu.cn

厦门医学院

院校所在地:福建省厦门市

历史沿革:厦门医学院前身是1953年成立的福建省厦门卫生学校;2003年开始以"厦门医专(筹)"招收大专生,2007升格为厦门医学高等专科学校,2016年升格为厦门医学院。

医学类本科专业及年度毕业生数:临床医学、麻醉学、精神医学、口腔医学、预防医学、药学、海洋药学、化妆品科学与技术、中药学、医学检验技术、康复治

---

① 莆田学院医科相关学院有基础医学院、护理学院、药学与医学技术学院。

疗学、口腔医学技术、护理学、助产学。2022 年毕业医学类专业本科生 775 人，其中临床医学类 175 人。

通过认证的专业及认证时间:(暂无)

医学类博士/硕士学位授权一级学科:(暂无)

医学类专业学位类别:(暂无)

近两届国家级教学成果奖获奖成果:(暂无)

直属附属医院:厦门医学院附属第二医院、厦门医学院附属口腔医院*

官方网站网址:https://www.xmmc.edu.cn

华侨大学医学院

【保研】

院校所在地:福建省泉州市

历史沿革:华侨大学创办于 1960 年,直属国务院侨务办公室领导。2012 年 4 月,华侨大学成立生物医学学院。2017 年,获批增设临床医学本科专业;同年成立医学院,与生物医学学院合署办公。

医学类本科专业及年度毕业生数:临床医学、药学。2022 年毕业医学类专业本科生 121 人,其中临床医学类 60 人。

通过认证的专业及认证时间:(暂无)

医学类博士/硕士学位授权一级学科:药学

医学类专业学位类别:(暂无)

近两届国家级教学成果奖获奖成果:(暂无)

直属附属医院:(暂无)①

官方网站网址:https://sbm.hqu.edu.cn

---

① 华侨大学目前主要临床实践教学基地有华侨大学附属海峡医院(解放军第 180 医院)、附属德化医院和附属盛兴医院。

江 西 省

江西省共有 7 所本科医学院校,其中 2 所可培养医学博士,1 所进入国家"双一流"建设行列;共拥有 14 所直属附属医院,其中 10 所是国家级住院医师规范化培训基地;2022 年共有临床医学类和中医学类本科毕业生 4803 人。江西省平均每千人口拥有执业(助理)医师 2.50 人。

南昌大学江西医学院①

【双一流/保研】

院校所在地:江西省南昌市

历史沿革:南昌大学江西医学院(医学部)的前身是创办于 1921 年的江西公立医学专门学校。1952 年更名为江西省医学院,1953 年更名为江西医学院。1958 年,与中国人民解放军第八军医学校合并,仍称江西医学院。1969 年,与江西中医学院合并,成立江西医科大学。1972 年 11 月,与江西中医学院分设,复名为江西医学院。2005 年 8 月,与南昌大学合并,冠名为南昌大学医学院。2014 年,南昌大学全面实施医学教育管理体制改革,学院对内称南昌大学医学部,对外称南昌大学江西医学院。

---

① 目前,南昌大学抚州医学院也是南昌大学医学教育的组成部分,该院的前身是始建于 1958 年的抚州卫生技术学校,2000 年成为江西医学院下属二级分院。2019 年 10 月,学校整体移交抚州市管理。

医学类本科专业及年度毕业生数：基础医学、临床医学、临床医学(生物医学)①、麻醉学、☆医学影像学、眼视光医学、儿科学、口腔医学、预防医学、药学、临床药学、医学检验技术、医学影像技术、眼视光学、康复治疗学、卫生检验与检疫、智能医学工程、护理学。2022年毕业医学类专业本科生2 209人，其中临床医学类1 457人。

通过认证的专业及认证时间：临床医学(2017年)、护理学(2019年)、药学(2021年)

医学类博士/硕士学位授权一级学科：基础医学、临床医学、口腔医学、公共卫生与预防医学、中西医结合、药学、护理学

医学类专业学位类别：公共卫生硕士、护理硕士、药学硕士、临床医学博士/硕士、口腔医学博士/硕士、医学技术硕士

近两届国家级教学成果奖获奖成果：(暂无)

直属附属医院：南昌大学第一附属医院*、南昌大学第二附属医院*、南昌大学第四附属医院*、南昌大学附属口腔医院*、南昌大学附属眼科医院*

官方网站网址：https://jxmu.ncu.edu.cn

江西中医药大学

【保研】

院校所在地：江西省南昌市

历史沿革：1959年，江西中医学院成立。1973年，创办于1951年的江西药科学校并入江西中医学院。2013年更名为江西中医药大学。

医学类本科专业及年度毕业生数：预防医学、中医学、☆针灸推拿学、中医学(5+3)、中医养生学、中医骨伤科学、中医康复学、中西医临床医学、☆药学、药物制剂、☆中药学、中药资源与开发、中药制药、医学检验技术、医学影像技术、康复治疗学、护理学。2022年毕业医学类专业本科生1 762人，其中中医学

---

① 该专业由南昌大学与英国伦敦玛丽女王大学合作开办，授予中外双方学位，学费标准为8万/年。

类 823 人。

通过认证的专业及认证时间:中医学(2015 年)、药学(2016 年)、中药学(2009 年)

医学类博士/硕士学位授权一级学科:<u>中医学</u>、中西医结合、药学、<u>中药学</u>

医学类专业学位类别:护理硕士、药学硕士、中药硕士、中医博士/硕士

近两届国家级教学成果奖获奖成果:

(1)"教与学'同频共振'理念下中医药院校'两线五面'教学改革与实践"(2018 年,二等奖)

(2)"德术一体、潜明合予:中医内科专硕人才'三式融通'培养模式创新与实践"(2022 年,二等奖)

直属附属医院:江西中医药大学附属医院(江西省中医院)*、江西中医药大学第二附属医院(江西省中医院东院)

官方网站网址:https://www.jxutcm.edu.cn

赣南医科大学

院校所在地:江西省赣州市

历史沿革:赣南医学院的前身是创办于 1941 年的江西省赣县高级助产职业学校,后又几更其名。1959 年,改建为赣南医学院;1962 年,改建为赣南医学专科学校;1972 年,又改建为赣南卫生学校;1974 年,升格为赣南医学专科学校。1988 年 4 月,升格为赣南医学院并开始招本科生。2023 年,更名为赣南医科大学。

医学类本科专业及年度毕业生数:☆临床医学、☆麻醉学、医学影像学、精神医学、儿科学、口腔医学、预防医学、药学、中药学、法学、医学检验技术、医学影像技术、康复治疗学、康复物理治疗、智能医学工程、护理学、助产学。2022 年毕业医学类专业本科生 1944 人,其中临床医学类 932 人。

通过认证的专业及认证时间:临床医学(2013 年)、护理学(2023 年)

医学类博士/硕士学位授权一级学科:基础医学、临床医学、药学

医学类专业学位类别:临床医学硕士、公共卫生硕士、护理硕士、医学技术硕士

近两届国家级教学成果奖获奖成果:(暂无)

直属附属医院:赣南医科大学第一附属医院*、赣南医科大学第二附属医院、赣南医科大学第三附属医院(附属口腔医院)

官方网站网址:https://www.gmu.cn

九江学院医学部

院校所在地:江西省九江市

历史沿革:九江学院医学部的前身为 1955 年成立的江西省九江医士学校。1958 年,在九江医士学校的基础上创办九江医学专科学校。"文化大革命"期间停办。1978 年以江西医学院九江分院的名义恢复大专招生,1984 年恢复校名"九江医学专科学校"。2002 年,九江财经高等专科学校、九江师范高等专科学校、九江医学高等专科学校和九江教育学院四校合并组建为九江学院。2008 年 5 月,九江学院成立医学部。

医学类本科专业及年度毕业生数:临床医学、口腔医学、预防医学、药学、药物制剂、医学检验技术、康复治疗学、护理学、助产学。2022 年毕业医学类专业本科生 741 人,其中临床医学类 247 人。

通过认证的专业及认证时间:临床医学(2015 年)

医学类博士/硕士学位授权一级学科:(暂无)

医学类专业学位类别:(暂无)

近两届国家级教学成果奖获奖成果:(暂无)

直属附属医院:九江学院附属医院*

官方网站网址:https://yxb.jju.edu.cn

宜春学院(医科)①

院校所在地:江西省宜春市

---

① 宜春学院医科相关院系有医学院、美容医学院、化学与生物工程学院。

历史沿革:宜春学院医科始于 1958 年成立的南昌专区医学专科学校,1963 年停办,1978 年恢复为江西医学院宜春分院,1984 年 8 月更名为宜春医学专科学校。2000 年 1 月,经教育部批准,宜春师范专科学校、宜春医学专科学校、宜春农业专科学校和宜春市职工大学合并组建为宜春学院。同年,学校开始招临床医学专业本科生。

医学类本科专业及年度毕业生数:临床医学、麻醉学、预防医学、药学、护理学。2022 年毕业医学类专业本科生 669 人,其中临床医学类 250 人。

通过认证的专业及认证时间:临床医学(2016 年)

医学类博士/硕士学位授权一级学科:(暂无)

医学类专业学位类别:药学硕士

近两届国家级教学成果奖获奖成果:(暂无)

直属附属医院:宜春学院第二附属医院(宜春市第六人民医院)

官方网站网址:http://www.jxycu.edu.cn

井冈山大学医学部

院校所在地:江西省吉安市

历史沿革:井冈山大学医学部的前身是 1958 年成立的井冈山大学医学院。1963 年,井冈山大学学校停办。1978 年,经江西省人民政府批准,以原吉安地区卫生学校为基础,建立了江西医学院吉安分院。1993 年,经国家教委批准更名为井冈山医学高等专科学校。2003 年 7 月,经教育部批准,井冈山师范学院、井冈山医学高等专科学校和井冈山职业技术学院合并,组建成井冈山学院。2007 年,井冈山学院更名为井冈山大学。

医学类本科专业及年度毕业生数:临床医学、口腔医学、预防医学、中医学、药学、康复治疗学、护理学。2022 年毕业医学类专业本科生 781 人,其中临床医学类 135 人,中医学类 87 人。

通过认证的专业及认证时间:临床医学(2016 年)、中医学(2018 年)

医学类博士/硕士学位授权一级学科:(暂无)

医学类专业学位类别:(暂无)

近两届国家级教学成果奖获奖成果:(暂无)

直属附属医院:井冈山大学附属医院*

官方网站网址:https://mc.jgsu.edu.cn

南昌医学院

院校所在地:江西省南昌市

历史沿革:南昌医学院的前身是 2001 年经江西省教育厅、江西省发展计划委员会批准设立的江西中医学院抚生学院;2002 年更名为江西中医学院科技学院;2003 年 12 月被教育部确认为独立学院;2013 年 6 月,更名为江西中医药大学科技学院。2021 年 3 月,转设为独立设置的本科层次公办普通高等学校,更名为南昌医学院。

医学类本科专业及年度毕业生数:临床医学、预防医学、中医学、针灸推拿学、中西医临床医学、药学、中药学、医学检验技术、医学影像技术、康复治疗学、口腔医学技术、护理学、助产学。2022 年毕业医学类专业本科生 1 652 人,其中中医学类 872 人。

通过认证的专业及认证时间:(暂无)

医学类博士/硕士学位授权一级学科:(暂无)

医学类专业学位类别:(暂无)

近两届国家级教学成果奖获奖成果:(暂无)

直属附属医院:南昌医学院第一附属医院(江西省人民医院)*

官方网站网址:https://www.ncmc.edu.cn

山 东 省

山东省共有 8 所本科医学院校,其中 4 所可培养医学博士,1 所进入国家"双一流"建设行列;共拥有 16 所直属附属医院,其中 13 所是国家级住院医师规范化培训基地;2022 年共有临床医学类和中医学类本科毕业生 9147 人。山东省平均每千人口拥有执业(助理)医师 3.44 人。

山东大学齐鲁医学院

【自主划线/双一流/保研】

院校所在地:山东省济南市

历史沿革:山东大学齐鲁医学院的前身可追溯到 1903 年成立的山东共和医道学堂。1911 年,山东共和医道学堂正式定址济南;1917 年,改建为齐鲁大学医科;1925 年更名为齐鲁大学医学院。1952 年 9 月,齐鲁大学医学院与山东医学院合并,定名为山东医学院;1985 年,更名为山东医科大学。2000 年 7 月,山东大学、山东医科大学、山东工业大学合并组建为新的山东大学。2012 年 5 月,山东大学整合 5 个学院以及 4 所附属医院,成立齐鲁医学部;2017 年,更名为齐鲁医学院。

医学类本科专业及年度毕业生数:生物医学科学、☆临床医学①、临床医学

① 临床医学专业设有本博连读的"齐鲁医学堂"。

（5＋3）、☆口腔医学、口腔医学（5＋3）、预防医学、☆药学、临床药学、智能医学工程、生物医药数据科学、☆护理学。2022 年毕业医学类专业本科生 657 人，其中临床医学类 417 人。

通过认证的专业及认证时间:口腔医学（2011 年）、临床医学（2017 年）、药学（2018 年）、护理学（2023 年）

医学类博士/硕士学位授权一级学科:基础医学、临床医学、口腔医学、公共卫生与预防医学、药学、护理学

医学类专业学位类别:公共卫生硕士、护理硕士、药学硕士、临床医学博士/硕士、口腔医学博士/硕士

近两届国家级教学成果奖获奖成果:

"我国数字解剖学教学体系创建与推广"（2018 年，二等奖）

直属附属医院:山东大学齐鲁医院*、山东大学第二医院*、山东大学口腔医院*、山东大学附属生殖医院

官方网站网址:https://www.qlyxb.sdu.edu.cn

青岛大学青岛医学院

【保研】

院校所在地:山东省青岛市

历史沿革:青岛大学医学部的前身是 1909 年中德合作开办的青岛特别高等专门学堂医科及其实习基地胶澳督署医院,1946 年,在青岛复校的国立山东大学并入。1956 年独立建院,命名为青岛医学院。1993 年 5 月,原青岛大学、山东纺织工学院、青岛医学院、青岛师范专科学校合并组建成为新的青岛大学,青岛医学院改称青岛大学医学院。2020 年 10 月,青岛市人民政府、青岛大学共建青岛大学青岛医学院。

医学类本科专业及年度毕业生数:☆临床医学、医学影像学、临床医学（5＋3）、口腔医学、预防医学、药学、医学检验技术、护理学。2022 年毕业医学类专业本科生 958 人,其中临床医学类 624 人。

通过认证的专业及认证时间:临床医学（2019 年）、护理学（2020 年）

医学类博士/硕士学位授权一级学科:<u>基础医学</u>、<u>临床医学</u>、口腔医学、<u>公共卫生与预防医学</u>、中西医结合、<u>药学</u>、<u>特种医学</u>、护理学

医学类专业学位类别:公共卫生硕士、护理硕士、药学硕士、临床医学博士/硕士、口腔医学博士/硕士

近两届国家级教学成果奖获奖成果:(暂无)

直属附属医院:青岛大学附属医院*

官方网站网址:https://qmc.qdu.edu.cn

山东中医药大学

【保研】

院校所在地:山东省济南市

历史沿革:1958年,山东中医学院创建;1996年,更名为山东中医药大学。

医学类本科专业及年度毕业生数:临床医学、眼视光医学、食品卫生与营养学、☆中医学、☆针灸推拿学、中医学(5+3)、中医养生学、中医骨伤科学、中医康复学、中西医临床医学、药学、药物制剂、☆中药学、中药资源与开发、中草药栽培与鉴定、眼视光学、康复治疗学、听力与言语康复学、康复物理治疗、康复作业治疗、智能医学工程、护理学。2022年毕业医学类专业本科生2735人,其中临床医学类127人,中医学类1230人。

通过认证的专业及认证时间:中医学(2018年)、中药学(2022年)

医学类博士/硕士学位授权一级学科:临床医学、<u>中医学</u>、<u>中西医结合</u>、药学、<u>中药学</u>、护理学

医学类专业学位类别:护理硕士、药学硕士、中药硕士、中医博士/硕士

近两届国家级教学成果奖获奖成果:

"以思维促能力、以传承促发展——中医人才传承培养体系创新与实践"(2018年,二等奖)

直属附属医院:山东中医药大学附属医院*、山东中医药大学第二附属医院*、山东中医药大学附属眼科医院

官方网站网址:https://www.sdutcm.edu.cn

山东第一医科大学

院校所在地:山东省济南市、泰安市①

历史沿革:1970年,山东医学院与山东中医学院合并为山东医学院,搬迁至泰安市新泰县楼德镇;1974年,建立山东医学院楼德分院。1981年,山东医学院楼德分院迁至泰安市区,初名山东医学院泰安分院,后更名为泰山医学院。2019年,泰山医学院与山东省医学科学院合并成立山东第一医科大学。同年,济南主校区启用。

医学类本科专业及年度毕业生数:生物医学科学、☆临床医学、麻醉学、☆医学影像学、眼视光医学、精神医学、放射医学、口腔医学、预防医学、☆药学、药物制剂、临床药学、药物化学、中药学、医学检验技术、医学实验技术、医学影像技术、眼视光学、康复治疗学、口腔医学技术、卫生检验与检疫、智能医学工程、☆护理学、助产学。2022年毕业医学类专业本科生3 054人,其中临床医学类1 163人。

通过认证的专业及认证时间:临床医学(2021年)、护理学(2016年)

医学类博士/硕士学位授权一级学科:基础医学、临床医学、公共卫生与预防医学、中西医结合、药学、护理学

医学类专业学位类别:临床医学硕士、口腔医学硕士、公共卫生硕士、护理硕士、药学硕士、医学技术硕士

近两届国家级教学成果奖获奖成果:(暂无)

直属附属医院:山东第一医科大学第一附属医院(山东省千佛山医院)*、山东第一医科大学第二附属医院*、山东第一医科大学附属省立医院(山东省立医院)*

官方网站网址:https://www.sdfmu.edu.cn

---

① 目前,山东第一医科大学医学影像学、医学影像技术、护理学、助产学、康复治疗学、智能医学工程等专业在泰安校区办学。

山东第二医科大学

院校所在地:山东省潍坊市

历史沿革:潍坊医学院的前身是创建于 1951 年 5 月的山东省昌潍医士学校;1955 年 10 月,更名为山东省潍坊医士学校;1958 年 8 月,在青岛医学院的支援下,扩建为昌潍医学院并开始本科医学教育;1959 年,调整为昌潍医学专科学校;1965 年 4 月,恢复昌潍医学院校名;1987 年 9 月,更名为潍坊医学院。2023 年,更名为山东第二医科大学。

医学类本科专业及年度毕业生数:☆临床医学、☆麻醉学、医学影像学、眼视光医学、口腔医学、预防医学、中医学、药学、临床药学、中药学、医学检验技术、医学影像技术、眼视光学、康复治疗学、卫生检验与检疫、康复物理治疗、康复作业治疗、智能医学工程、☆护理学、助产学。2022 年毕业医学类专业本科生 2 157 人,其中临床医学类 1 114 人。

通过认证的专业及认证时间:临床医学(2018 年)、护理学(2021 年)

医学类博士/硕士学位授权一级学科:基础医学、临床医学、口腔医学、公共卫生与预防医学、中西医结合、药学、护理学

医学类专业学位类别:临床医学硕士、口腔医学硕士、公共卫生硕士、护理硕士、药学硕士、医学技术硕士

近两届国家级教学成果奖获奖成果:

"服务国家急需,公共卫生应急管理博士人才培养体系构建与实践"(2022 年,二等奖)

直属附属医院:山东第二医科大学附属医院*

官方网站网址:https://www.wfmc.edu.cn

滨州医学院

院校所在地:山东省烟台市、滨州市

历史沿革:1970 年,青岛医学院迁至山东省惠民地区行署驻地北镇办学;

1974 年设立青岛医学院北镇分院。1981 年,青岛医学院北镇分院独立设为北镇医学院;1983 年,更名为滨州医学院。2002 年 9 月,滨州医学院烟台校区投入使用。

医学类本科专业及年度毕业生数:☆临床医学、麻醉学、医学影像学、儿科学、☆口腔医学、预防医学、中医学、中医康复学、药学、中药学、医学检验技术、医学影像技术、眼视光学、康复治疗学、口腔医学技术、听力与言语康复学、康复物理治疗、康复作业治疗、智能医学工程、智能影像工程、☆护理学、助产学。2022 年毕业医学类专业本科生 2 917 人,其中临床医学类 1 458 人,中医学类210 人。

通过认证的专业及认证时间:临床医学(2013 年)

医学类博士/硕士学位授权一级学科:基础医学、临床医学、中西医结合、药学、护理学

医学类专业学位类别:临床医学硕士、口腔医学硕士、公共卫生硕士、护理硕士、药学硕士、中药硕士、医学技术硕士

近两届国家级教学成果奖获奖成果:(暂无)

直属附属医院:滨州医学院附属医院*、滨州医学院烟台附属医院*

官方网站网址:https://www.bzmc.edu.cn

济宁医学院

院校所在地:山东省济宁市

历史沿革:济宁医学院的前身是创建于 1952 年的济宁医士学校;1956 年,与原济宁专区人民医院护士学校合并,改称济宁卫生学校。1958 年,经山东省人民委员会批准,改建为济宁医学院;1959 年,改为济宁医学专科学校。1962年,改为济宁卫生干部进修学校;1964 年,又改名为山东省医学专科进修学校。1974 年恢复济宁医学专科学校。1987 年,升格为济宁医学院。

医学类本科专业及年度毕业生数:☆临床医学、医学影像学、精神医学、儿科学、口腔医学、☆预防医学、针灸推拿学、中西医临床医学、药学、药物制剂、临床药学、中药学、法医学、医学检验技术、康复治疗学、卫生检验与检疫、护理学、

助产学。2022 年毕业医学类专业本科生 3 508 人,其中临床医学类 1 540 人,中医学类 135 人。

通过认证的专业及认证时间:临床医学(2015 年)

医学类博士/硕士学位授权一级学科:(暂无)

医学类专业学位类别:临床医学硕士

近两届国家级教学成果奖获奖成果:(暂无)

直属附属医院:济宁医学院附属医院*

官方网站网址:https://www.jnmc.edu.cn

齐鲁医药学院

院校所在地:山东省淄博市

历史沿革:1995 年,山东万杰医学高等专科学校始建,由万杰集团独家投资,山东省人民政府批准筹建;1999 年 3 月,教育部批准正式建立。2008 年 4 月经教育部正式批准,升格为本科层次的民办普通高校——山东万杰医学院;同年,学院由鲁商集团接管。2015 年,更名为齐鲁医药学院。

医学类本科专业及年度毕业生数:临床医学、医学影像学、口腔医学、预防医学、药学、药物制剂、化妆品科学与技术、中药学、医学检验技术、医学影像技术、康复治疗学、口腔医学技术、卫生检验与检疫、智能医学工程、护理学、助产学。2022 年毕业医学类专业本科生 3 534 人,其中临床医学类 1 129 人。

通过认证的专业及认证时间:临床医学(2021 年)

医学类博士/硕士学位授权一级学科:(暂无)

医学类专业学位类别:(暂无)

近两届国家级教学成果奖获奖成果:(暂无)

直属附属医院:淄博市万杰肿瘤医院

官方网站网址:https://www.qlmu.edu.cn

河 南 省

河南省共有 11 所本科医学院校(其中 1 所是独立学院),其中 2 所可培养医学博士,2 所进入国家"双一流"建设行列;共拥有 19 所直属附属医院,其中 14 所是国家级住院医师规范化培训基地;2022 年共有临床医学类和中医学类本科毕业生 7 584 人。河南省平均每千人口拥有执业(助理)医师 3.20 人。

郑州大学河南医学院

【双一流/保研】

院校所在地:河南省郑州市

历史沿革:1928 年,河南中山大学增设医科;1930 年,改称河南大学医学院。1952 年 10 月,建立河南医学院。1958—1959 年,学校由开封迁址郑州。1984 年 12 月,更名为河南医科大学。2000 年 7 月,原郑州大学、郑州工业大学、河南医科大学合并组建为新郑州大学。2022 年,郑州大学河南医学院成立。

医学类本科专业及年度毕业生数:基础医学、临床医学、麻醉学、医学影像学、儿科学、临床医学(5+3)、口腔医学、☆预防医学、药学、药物制剂、医学检验技术、医学影像技术、康复治疗学、护理学。2022 年毕业医学类专业本科生1 854 人,其中临床医学类 947 人。

通过认证的专业及认证时间:临床医学(2018年)、护理学(2019年)

医学类博士/硕士学位授权一级学科:基础医学、临床医学、口腔医学、公共卫生与预防医学、中西医结合、药学、护理学

医学类专业学位类别:口腔医学硕士、公共卫生硕士、护理硕士、药学硕士、临床医学博士/硕士、医学技术硕士

近两届国家级教学成果奖获奖成果:(暂无)

直属附属医院:郑州大学第一附属医院*、郑州大学第二附属医院*、郑州大学第三附属医院(河南省妇幼保健院)*、郑州大学第四附属医院(河南省口腔医院)、郑州大学第五附属医院*

官方网站网址:https://www.zzu.edu.cn

新乡医学院

院校所在地:河南省新乡市

历史沿革:新乡医学院的前身是1950年1月成立的平原省医科学校。此后,经历华北第二医士学校、汲县医士学校、汲县卫生学校、新乡专区医学院、汲县医学专科学校、豫北医学专科学校等发展阶段;1982年定名为新乡医学院。

医学类本科专业及年度毕业生数:☆临床医学、麻醉学、医学影像学、眼视光医学、精神医学、放射医学、儿科学、口腔医学、预防医学、☆药学、药物制剂、临床药学、法医学、☆医学检验技术、医学实验技术、康复治疗学、卫生检验与检疫、智能医学工程、智能影像工程、☆护理学、助产学。2022年毕业医学类专业本科生2728人,其中临床医学类1754人。

通过认证的专业及认证时间:临床医学(2018年)、护理学(2023年)

医学类博士/硕士学位授权一级学科:基础医学、临床医学、公共卫生与预防医学、药学、特种医学、护理学

医学类专业学位类别:临床医学硕士、公共卫生硕士、护理硕士、药学硕士、医学技术硕士

近两届国家级教学成果奖获奖成果:

"医科虚拟仿真教学资源共建共享模式创新与实践"(2022年,二等奖)

直属附属医院:新乡医学院第一附属医院*、新乡医学院第二附属医院(河南省精神病医院)*、新乡医学院第三附属医院*

官方网站网址:https://www.XXMU.edu.cn

河南中医药大学

【保研】

院校所在地:河南省郑州市

历史沿革:河南中医药大学创建于 1958 年,原名河南中医学院;2016 年更名为河南中医药大学。

医学类本科专业及年度毕业生数:临床医学、预防医学、食品卫生与营养学、☆中医学、☆针灸推拿学、中医学(5+3)、中医养生学、中医儿科学、中医骨伤科学、中医康复学、☆中西医临床医学、药学、药物制剂、☆中药学、中药资源与开发、中药制药、医学检验技术、医学影像技术、康复治疗学、康复物理治疗、智能医学工程、护理学。2022 年毕业医学类专业本科生 2 855 人,其中中医学类 1 648 人。

通过认证的专业及认证时间:中医学(2014 年)、中药学(2016 年)

医学类博士/硕士学位授权一级学科:基础医学、临床医学、中医学、中西医结合、药学、中药学、护理学

医学类专业学位类别:护理硕士、药学硕士、中药硕士、中医博士/硕士、医学技术硕士

近两届国家级教学成果奖获奖成果:

"基于中医学类专业临床能力培养的实训课程体系的改革与实践"(2018 年,二等奖)

直属附属医院:河南中医药大学第一附属医院*、河南中医药大学第二附属医院(河南省中医院)*、河南中医药大学第三附属医院*

官方网站网址:https://www.hactcm.edu.cn

河南大学医学院

【双一流/保研】

院校所在地:河南省开封市

历史沿革:河南大学医学院的前身是成立于 1958 年的河南省医药专科学校;1978 年,改为开封医学专科学校;1992 年,更名为开封医学高等专科学校;2000 年,并入河南大学,成为河南大学医学院。2016 年,河南大学与河南省人民医院合作成立新的河南大学医学院,原医学院更名为基础医学院。

医学类本科专业及年度毕业生数:临床医学、眼视光医学、口腔医学、药学、药物制剂、临床药学、中药学、护理学。2022 年毕业医学类专业本科生 814 人,其中临床医学类 340 人。

通过认证的专业及认证时间:中药学(2017 年)、护理学(2020 年)、临床医学(2021 年)

医学类博士/硕士学位授权一级学科:基础医学、临床医学、药学、中药学、护理学

医学类专业学位类别:临床医学硕士、口腔医学硕士、护理硕士、药学硕士、中药硕士

近两届国家级教学成果奖获奖成果:(暂无)

直属附属医院:河南大学淮河医院*、河南大学第一附属医院*

官方网站网址:https://med.henu.edu.cn

河南科技大学医学部

【保研】

院校所在地:河南省洛阳市

历史沿革:河南科技大学医科的前身是 1958 年 8 月建立的洛阳医学院。1962 年 7 月改为河南省洛阳卫生学校。1978 年 12 月升格为洛阳医学专科学

校。1992 年 5 月更名为洛阳医学高等专科学校。2002 年,洛阳工学院、洛阳医学高等专科学校、洛阳农业高等专科学校合并组建成河南科技大学。

医学类本科专业及年度毕业生数:临床医学、预防医学、药学、法医学、医学检验技术、医学影像技术、护理学。2022 年毕业医学类专业本科生 1 631 人,其中临床医学类 950 人。

通过认证的专业及认证时间:临床医学(2019 年)

医学类博士/硕士学位授权一级学科:基础医学、临床医学、药学、特种医学

医学类专业学位类别:护理硕士、临床医学博士/硕士

近两届国家级教学成果奖获奖成果:(暂无)

直属附属医院:河南科技大学第一附属医院*、河南科技大学第二附属医院

官方网站网址:https://www.haust.edu.cn

南阳理工学院张仲景国医国药学院

院校所在地:河南省南阳市

历史沿革:南阳理工学院张仲景国医国药学院前身是 1985 年建校的张仲景国医大学;1993 年经教育部批准并入南阳理工学院成为国医国药系;2015 年更名为张仲景国医国药学院。

医学类本科专业及年度毕业生数:中医学、中药学、护理学。2022 年毕业医学类专业本科生 609 人,其中中医学类 262 人。

通过认证的专业及认证时间:中医学(2019 年)

医学类博士/硕士学位授权一级学科:(暂无)

医学类专业学位类别:(暂无)

近两届国家级教学成果奖获奖成果:(暂无)

直属附属医院:南阳理工学院附属医院

官方网站网址:https://tcm.nyist.edu.cn

黄河科技学院医学院

院校所在地:河南省郑州市

历史沿革:黄河科技学院的前身是创办于 1985 年的黄河科技专科学校,1994 年,经国家教委批准,成为实施高等学历教育的"民办黄河科技学院"。2000 年升格为民办本科院校,更名为黄河科技学院。2011 年开始招收临床医学专业本科生。

医学类本科专业及年度毕业生数:临床医学、药学、药物制剂、医学检验技术、医学影像技术、护理学。2022 年毕业医学类专业本科生 1541 人,其中临床医学类 121 人。

通过认证的专业及认证时间:(暂无)

医学类博士/硕士学位授权一级学科:(暂无)

医学类专业学位类别:(暂无)

近两届国家级教学成果奖获奖成果:(暂无)

直属附属医院:黄河科技学院附属医院

官方网站网址:https://yixy.hhstu.edu.cn

河南开封科技传媒学院医学院

院校所在地:河南省开封市

历史沿革:河南开封科技传媒学院的前身是河南大学民生学院,成立于 2003 年。2009 年,河南大学与河南日报报业集团签订合作协议,共同建设民生学院。2021 年,河南大学民生学院转设为独立设置的本科层次民办普通高等学校——河南开封科技传媒学院。

医学类本科专业及年度毕业生数:临床医学①、护理学。2022 年毕业医学

---

① 该专业已暂停招生。

类专业本科生 1071 人,其中临床医学类 218 人。

通过认证的专业及认证时间:(暂无)

医学类博士/硕士学位授权一级学科:(暂无)

医学类专业学位类别:(暂无)

近两届国家级教学成果奖获奖成果:(暂无)

直属附属医院:(暂无)

官方网站网址:https://yxy.humc.edu.cn

河南理工大学医学院

【保研】

院校所在地:河南省焦作市

历史沿革:河南理工大学医学院成立于 2012 年。2014 年,焦作卫生医药学校并入河南理工大学。2021 年,学校获教育部批准设立临床医学本科专业。

医学类本科专业及年度毕业生数:临床医学、药学、护理学。2022 年毕业医学类专业本科生 342 人。

通过认证的专业及认证时间:(暂无)

医学类博士/硕士学位授权一级学科:(暂无)

医学类专业学位类别:(暂无)

近两届国家级教学成果奖获奖成果:(暂无)

直属附属医院:河南理工大学第一附属医院(焦作市第二人民医院)*、河南理工大学第二附属医院

官方网站网址:https://yxy.hpu.edu.cn

平顶山学院医学院

院校所在地:河南省平顶山市

历史沿革:平顶山学院医学院成立于 2013 年,其前身是建立于 1979 年的

平顶山市卫生学校。2021年经教育部批准设立临床医学本科专业。

医学类本科专业及年度毕业生数:临床医学、药学、医学检验技术、康复治疗学、护理学。2022年毕业医学类专业本科生457人。

通过认证的专业及认证时间:(暂无)

医学类博士/硕士学位授权一级学科:(暂无)

医学类专业学位类别:(暂无)

近两届国家级教学成果奖获奖成果:(暂无)

直属附属医院:(暂无)

官方网站网址:https://yxy.pdsu.edu.cn

新乡医学院三全学院#

院校所在地:河南省新乡市

历史沿革:新乡医学院三全学院成立于2003年。目前由新乡医学院、上海宇美企业管理有限公司合作开办。

医学类本科专业及年度毕业生数:临床医学、医学影像学、药学、药物制剂、医学检验技术、医学影像技术、眼视光学、康复治疗学、口腔医学技术、智能医学工程、护理学、助产学。2022年毕业医学类专业本科生4 179人,其中临床医学类1 344人。

官方网站网址:https://www.sqmc.edu.cn

湖 北 省

　　湖北省共有17所本科医学院校(其中3所是独立学院),其中3所可培养医学博士,2所进入国家"双一流"建设行列;共拥有16所直属附属医院,其中11所是国家级住院医师规范化培训基地;2022年共有临床医学类和中医学类本科毕业生7462人。湖北省平均每千人口拥有执业(助理)医师3.03人。

华中科技大学同济医学院

【自主划线/双一流/保研】

院校所在地:湖北省武汉市

历史沿革:1907年,德国医生埃里希·宝隆于在上海创建德文医学堂,又先后更名为同济德文医学堂、同济医工学堂;1917年学校改属华人私立学校,并更名为私立同济医工专门学校;1924年,改名为同济医工大学;1927年,更名为国立同济大学。1950年,同济大学医学院内迁武汉,与武汉大学医学院合并,命名为中南同济医学院;1955年更名为武汉医学院;1985年更名为同济医科大学。2000年,与华中理工大学合并,成为华中科技大学同济医学院。

医学类本科专业及年度毕业生数:基础医学、☆临床医学(含八年制)、麻醉学、医学影像学、儿科学、口腔医学、☆预防医学、中西医临床医学、☆药学、临床药学、中药学、法医学、医学检验技术、医学实验技术、智能医学工程、护理学。

2022年毕业医学类专业本科生756人,其中临床医学类414人,中医学类18人。

通过认证的专业及认证时间:临床医学(2023年)

医学类博士/硕士学位授权一级学科:基础医学、临床医学、口腔医学、公共卫生与预防医学、中西医结合、药学、护理学

医学类专业学位类别:口腔医学硕士、公共卫生硕士、护理硕士、药学硕士、中药硕士、临床医学博士/硕士

近两届国家级教学成果奖获奖成果:

(1)"创建'六轮齐驱、四能并举'全方位立体化育人模式,培养八年制卓越医学人才"(2018年,二等奖)

(2)"以核心胜任力为导向,预防医学人才培养模式的创新与实践"(2018年,二等奖)

(3)"以临床能力与创新潜质为导向的医教研三融合临床教学体系构建与实践"(2022年,二等奖)

(4)"'药学科学家'潜质创新人才培养体系的构建与实践"(2022年,二等奖)

直属附属医院:华中科技大学同济医学院附属协和医院*、华中科技大学同济医学院附属同济医院*、华中科技大学同济医学院附属梨园医院

官方网站网址:http://www.tjmu.edu.cn

武汉大学医学部

【自主划线/双一流/保研】

院校所在地:湖北省武汉市

历史沿革:1943年湖北省省立医学院成立;1953年更名为湖北医学院;1993年更名为湖北医科大学;2000年,学校与武汉大学、武汉水利电力大学、武汉测绘科技大学合并组建成新的武汉大学。2001年,武汉大学成立医学部。

医学类本科专业及年度毕业生数:基础医学、临床医学、临床医学(5+3)、☆口腔医学、口腔医学(5+3)、预防医学、全球健康学、药学、医学检验技术、护

理学。2022 年毕业医学类专业本科生人 557,其中临床医学类 327 人。

通过认证的专业及认证时间:临床医学(2015 年)

医学类博士/硕士学位授权一级学科:<u>基础医学</u>、<u>临床医学</u>、<u>口腔医学</u>、<u>公共</u><u>卫生与预防医学</u>、<u>药学</u>、<u>护理学</u>

医学类专业学位类别:公共卫生硕士、护理硕士、药学硕士、中药硕士、临床医学博士/硕士、口腔医学博士/硕士

近两届国家级教学成果奖获奖成果:

"'一强化两贯穿'临床医学教学模式的探索与实践"(2014 年,二等奖)

直属附属医院:武汉大学人民医院*、武汉大学中南医院*、武汉大学口腔医院*

官方网站网址:https://wsm70.whu.edu.cn

湖北中医药大学

【保研】

院校所在地:湖北省武汉市

历史沿革:湖北中医药大学的前身是 1954 年建立的湖北省中医进修学校;1964 年,更名为湖北中医学院。2003 年,湖北中医学院与湖北药检高等专科学校合并成新的湖北中医学院。2010 年,更名为湖北中医药大学。

医学类本科专业及年度毕业生数:☆中医学、☆针灸推拿学、中医学(5+3)、中医骨伤科学、中西医临床医学、药学、药物制剂、药事管理、☆中药学、中药资源与开发、中药制药、医学检验技术、医学实验技术、医学影像技术、眼视光学、康复治疗学、卫生检验与检疫、护理学、助产学。2022 年毕业医学类专业本科生 2 380 人,其中中医学类 1 099 人。

通过认证的专业及认证时间:中医学(2018 年)、中药学(2022 年)

医学类博士/硕士学位授权一级学科:<u>中医学</u>、中西医结合、药学、<u>中药学</u>、护理学

医学类专业学位类别:护理硕士、药学硕士、中药硕士、中医博士/硕士、医学技术硕士

近两届国家级教学成果奖获奖成果：(暂无)

直属附属医院：湖北中医药大学附属医院(湖北省中医院)*

官方网站网址：https://www.hbtcm.edu.cn

湖北医药学院

院校所在地：湖北省十堰市

历史沿革：1965年，武汉医学院郧阳分院在十堰创办；1977年，开始举办普通本科教育；1985年，更名为同济医科大学郧阳医学院。1994年，更名为郧阳医学院。2010年5月，更名为湖北医药学院。

医学类本科专业及年度毕业生数：生物医学科学、临床医学、☆麻醉学、医学影像学、精神医学、儿科学、口腔医学、预防医学、药学、中药学、中药制药、医学检验技术、康复治疗学、智能医学工程、☆护理学。2022年毕业医学类专业本科生1889人，其中临床医学类984人。

通过认证的专业及认证时间：临床医学(2014年)、护理学(2013年)

医学类博士/硕士学位授权一级学科：基础医学、临床医学

医学类专业学位类别：临床医学硕士、口腔医学硕士、公共卫生硕士、护理硕士、药学硕士、医学技术硕士

近两届国家级教学成果奖获奖成果：(暂无)

直属附属医院：十堰市太和医院*

官方网站网址：https://www.hbmu.edu.cn

湖北民族大学医学部

院校所在地：湖北省恩施市

历史沿革：湖北民族大学医学部的前身是湖北省恩施医学高等专科学校，始建于1958年；1998年，与湖北民族学院合并为新的湖北民族学院。2018年，湖北民族学院更名为湖北民族大学。

医学类本科专业及年度毕业生数：临床医学、中医学、中药学、医学影像技术、康复治疗学、护理学。2022 年毕业医学类专业本科生 626 人，其中临床医学类 305 人，中医学类 129 人。

通过认证的专业及认证时间：临床医学（2019 年）

医学类博士/硕士学位授权一级学科：中医学

医学类专业学位类别：临床医学硕士、中医硕士

近两届国家级教学成果奖获奖成果：（暂无）

直属附属医院：湖北民族大学附属民大医院*

官方网站网址：https://www.hbmzu.edu.cn/yxb

三峡大学医学部

【保研】

院校所在地：湖北省宜昌市

历史沿革：三峡大学医学部的前身是创办于 1949 年的湖北省公医专科学校；1958 年改建为武昌医学专科学校；1960 年由武昌迁至宜昌，与 1958 年创办的宜昌医学专科学校合并，1993 年更名为宜昌医学高等专科学校。1996 年，宜昌师范高等专科学校、宜昌医学高等专科学校、宜昌职业大学合并组建成湖北三峡学院。2000 年，武汉水利电力大学（宜昌）和湖北三峡学院合并组建成三峡大学。2020 年，三峡大学成立医学部。

医学类本科专业及年度毕业生数：临床医学、☆医学影像学、预防医学、中医学、药学、护理学。2022 年毕业医学类专业本科生 489 人，其中临床医学类 404 人，中医学类 43 人。

通过认证的专业及认证时间：临床医学（2018 年）、护理学（2023 年）

医学类博士/硕士学位授权一级学科：基础医学、临床医学

医学类专业学位类别：临床医学硕士、护理硕士、药学硕士、中医硕士

近两届国家级教学成果奖获奖成果：（暂无）

直属附属医院：三峡大学仁和医院

官方网站网址：https://yxb.ctgu.edu.cn

长江大学医学部

【保研】

院校所在地：湖北省荆州市

历史沿革：长江大学医学部的前身是始建于 1951 年的湖北省沙市卫生学校，1977 年更名为武汉医学院荆州分院，1984 年，经省政府批准，改办为湖北省卫生干部学院，1985 年更名为湖北省卫生职工医学院。2003 年 4 月，原江汉石油学院、湖北农学院、荆州师范学院、湖北省卫生职工医学院合并组建成长江大学。2015 年，长江大学成立医学部。

医学类本科专业及年度毕业生数：临床医学、预防医学、中西医临床医学、医学检验技术、医学影像技术、护理学。2022 年毕业医学类专业本科生 445 人，其中临床医学类 275 人，中医学类 67 人。

通过认证的专业及认证时间：临床医学（2017 年）

医学类博士/硕士学位授权一级学科：基础医学、临床医学

医学类专业学位类别：临床医学硕士、护理硕士

近两届国家级教学成果奖获奖成果：（暂无）

直属附属医院：荆州市第一人民医院（长江大学附属第一医院）*

官方网站网址：https://med.yangtzeu.edu.cn

武汉科技大学医学院

【保研】

院校所在地：湖北省武汉市

历史沿革：武汉科技大学医学院的前身是 1960 年成立的武钢医学院，1965 年更名为武汉冶金医学专科学校，1992 年更名为武汉冶金医学高等专科学校。1995 年，武汉冶金医学高等专科学校与同属冶金工业部的武汉钢铁学院、武汉冶金建筑高等专科学校合并，组建成武汉冶金科技大学。1999 年，武汉冶金科

技大学更名为武汉科技大学。

医学类本科专业及年度毕业生数：临床医学、预防医学、药学、卫生检验与检疫、护理学。2022年毕业医学类专业本科生528人，其中临床医学类287人。

通过认证的专业及认证时间：临床医学（2015年）

医学类博士/硕士学位授权一级学科：基础医学、公共卫生与预防医学

医学类专业学位类别：临床医学硕士、护理硕士、药学硕士

近两届国家级教学成果奖获奖成果：（暂无）

直属附属医院：武汉科技大学附属天佑医院*

官方网站网址：https://yxy.wust.edu.cn

江汉大学医学部

院校所在地：湖北省武汉市

历史沿革：1998年8月，武汉市决定，原江汉大学、华中理工大学汉口分校、武汉教育学院和武汉职工医学院（武汉职工医学院的前身是1958年成立的武汉第二医学院和武汉中医学院）合并，新建江汉大学。2001年10月，教育部正式批准合并组建新的江汉大学。2022年，江汉大学成立医学部。

医学类本科专业及年度毕业生数：临床医学、口腔医学、针灸推拿学、药学、医学影像技术、护理学。2022年毕业医学类专业本科生464人，其中临床医学类263人，中医学类20人。

通过认证的专业及认证时间：临床医学（2015年）

医学类博士/硕士学位授权一级学科：基础医学

医学类专业学位类别：临床医学硕士

近两届国家级教学成果奖获奖成果：（暂无）

直属附属医院：江汉大学附属医院（武汉市第六医院）、武汉第一口腔医院（江汉大学口腔医院）

官方网站网址：https://medicine.jhun.edu.cn

湖北科技学院医学部

院校所在地：湖北省咸宁市

历史沿革：1965年，湖北医学院咸宁分院建立；1977年，开办五年制临床医学本科教育；1994年成为独立设置的咸宁医学院；2002年12月，咸宁医学院与咸宁师范专科学校合并为咸宁学院。2012年，咸宁学院更名为湖北科技学院。2021年，湖北科技学院成立医学部。

医学类本科专业及年度毕业生数：临床医学、医学影像学、眼视光医学、口腔医学、预防医学、☆药学、药物制剂、临床药学、化妆品科学与技术、医学影像技术、眼视光学、智能医学工程、护理学、助产学。2022年毕业医学类专业本科生1550人，其中临床医学类960人。

通过认证的专业及认证时间：临床医学（2016年）

医学类博士/硕士学位授权一级学科：（暂无）

医学类专业学位类别：药学硕士

近两届国家级教学成果奖获奖成果：（暂无）

直属附属医院：湖北科技学院附属第二医院

官方网站网址：https://yxb.hbust.edu.cn

湖北理工学院医学院

院校所在地：湖北省黄石市

历史沿革：2004年，湖北省卫生学校并入黄石高等专科学校，与黄石高等专科学校医学系共同组建黄石高等专科学校医学部。同年，经教育部批准，湖北省黄石高等专科学校与黄石教育学院合并，学校升格为本科院校——黄石理工学院，并成立黄石理工学院医学院。2012年4月，黄石理工学院更名为湖北理工学院。

医学类本科专业及年度毕业生数：临床医学、药学、医学检验技术、护理学。

2022年毕业医学类专业本科生466人,其中临床医学类158人。

通过认证的专业及认证时间:临床医学(2021年)

医学类博士/硕士学位授权一级学科:(暂无)

医学类专业学位类别:(暂无)

近两届国家级教学成果奖获奖成果:(暂无)

直属附属医院:(暂无)①

官方网站网址:https://med.hbpu.edu.cn

湖北文理学院医学部

院校所在地:湖北省襄阳市

历史沿革:1998年,襄阳师范专科学校、襄樊职业大学、襄樊教育学院合并组建襄樊学院;2010年,襄樊学院医学院成立并开始招收临床医学专业本科生;2012年,经教育部批准,襄樊学院更名为湖北文理学院。

医学类本科专业及年度毕业生数:临床医学、医学检验技术、护理学。2022年毕业医学类专业本科生327人,其中临床医学类139人。

通过认证的专业及认证时间:临床医学(2021年)

医学类博士/硕士学位授权一级学科:(暂无)

医学类专业学位类别:临床医学硕士

近两届国家级教学成果奖获奖成果:(暂无)

直属附属医院:湖北文理学院附属医院(襄阳市中心医院)*

官方网站网址:https://yxb.hbuas.edu.cn

湖北恩施学院医学部

院校所在地:湖北省恩施市

---

① 湖北理工学院目前主要临床实践教学基地是黄石市中心医院。

历史沿革:湖北恩施学院的前身是2003年经湖北省人民政府批准设立的独立学院——湖北民族学院科技学院。2021年,经教育部批准,转设为独立设置的本科层次民办普通高等学校——湖北恩施学院。

医学类本科专业及年度毕业生数:临床医学、中西医临床医学、医学检验技术、医学影像技术、康复治疗学、护理学。2022年毕业医学类专业本科生1007人,其中临床医学类249人,中医学类178人。

通过认证的专业及认证时间:(暂无)

医学类博士/硕士学位授权一级学科:(暂无)

医学类专业学位类别:(暂无)

近两届国家级教学成果奖获奖成果:(暂无)

直属附属医院:(暂无)

官方网站网址:https://yxy.hbesxy.edu.cn

荆楚理工学院医学院

院校所在地:湖北省荆门市

历史沿革:荆楚理工学院医学院的前身是始建于1958年的湖北省荆门县卫生学校,1998年成为荆门职业技术学院医学分院,2007年成为荆楚理工学院医学院。2021年经教育部批准设立临床医学本科专业。

医学类本科专业及年度毕业生数:临床医学、口腔医学、康复治疗学、护理学。2022年毕业医学类专业本科生788人。

通过认证的专业及认证时间:(暂无)

医学类博士/硕士学位授权一级学科:(暂无)

医学类专业学位类别:(暂无)

近两届国家级教学成果奖获奖成果:(暂无)

直属附属医院:(暂无)

官方网站网址:https://yxy.jcut.edu.cn

三峡大学科技学院生化医学部[#]

院校所在地：湖北省宜昌市

历史沿革：三峡大学科技学院的前身是 2000 年 9 月成立的三峡大学宜昌分校；2002 年 8 月，经湖北省教育厅批准更名为三峡大学科技学院；2004 年获教育部确认为独立学院。

医学类本科专业及年度毕业生数：临床医学、医学影像技术、护理学。2022 年毕业医学类专业本科生 429 人，其中临床医学类 222 人。

官方网站网址：https://kjxy.ctgu.edu.cn

湖北医药学院药护学院[#]

院校所在地：湖北省十堰市

历史沿革：湖北医药学院药护学院成立于 2003 年，是湖北医药学院与十堰市先行服务中心联合开办的独立学院。

医学类本科专业及年度毕业生数：临床医学、麻醉学、预防医学、药学、医学检验技术、医学影像技术、康复治疗学、护理学。2022 年毕业医学类专业本科生 1 344 人，其中临床医学类 724 人。

官方网站网址：https://yhgj.hbmu.edu.cn

长江大学文理学院数学与医护系[#]

院校所在地：湖北省荆州市

历史沿革：长江大学文理学院于 2004 年 4 月经教育部批准成立。

医学类本科专业及年度毕业生数：临床医学、护理学。2022 年毕业医学类专业本科生 245 人，其中临床医学类 197 人。

官方网站网址：https://wlxy.yangtzeu.edu.cn

湖 南 省

　　湖南省共有 12 所本科医学院校（其中 3 所是独立学院），其中 4 所可培养医学博士，2 所进入国家"双一流"建设行列；共拥有 20 所直属附属医院，其中 14 所是国家级住院医师规范化培训基地；2022 年共有临床医学类和中医学类本科毕业生 8 387 人。湖南省平均每千人口拥有执业（助理）医师 3.01 人。

中南大学湘雅医学院

【自主划线/双一流/保研】

院校所在地：湖南省长沙市

历史沿革：1914 年，湖南育群学会与美国雅礼协会联合创办湘雅医学专门学校；1931 年更名为私立湘雅医学院；1940 年，改称国立湘雅医学院；1953 年，更名为湖南医学院；1987 年，更名为湖南医科大学。2000 年 4 月 29 日，湖南医科大学、长沙铁道学院与中南工业大学合并组建为中南大学。

医学类本科专业及年度毕业生数：基础医学、☆临床医学（含八年制）、麻醉学、☆精神医学、口腔医学、口腔医学（5＋3）、预防医学、药学、临床药学、法医学、医学检验技术、护理学。2022 年毕业医学类专业本科生 938 人，其中临床医学类 576 人。

通过认证的专业及认证时间：临床医学（2020 年）

医学类博士/硕士学位授权一级学科:基础医学、临床医学、口腔医学、公共卫生与预防医学、药学、特种医学、护理学

医学类专业学位类别:公共卫生硕士、护理硕士、药学硕士、临床医学博士/硕士、口腔医学博士/硕士

近两届国家级教学成果奖获奖成果:

(1)"医学拔尖人才科研创新能力培养的课程体系建设与实践"(2018 年,二等奖)

(2)"知行合一,卓越医生培养新模式的探索与实践"(2022 年,一等奖)

直属附属医院:中南大学湘雅医院*、中南大学湘雅二医院*、中南大学湘雅三医院*、中南大学湘雅口腔医院*

官方网站网址:https://xysm.csu.edu.cn

湖南中医药大学

【保研】

院校所在地:湖南省长沙市

历史沿革:湖南中医药大学的前身是 1934 年创办的湖南国医专科学校;1960 年改为湖南中医学院;1990 年,原湖南科技大学成建制并入湖南中医学院。2006 年,湖南中医学院更名为湖南中医药大学。

医学类本科专业及年度毕业生数:临床医学、医学影像学、眼视光医学、口腔医学、☆中医学、☆针灸推拿学、中医学(5+3)、中医养生学、中医儿科学、中医骨伤科学、中医康复学、☆中西医临床医学、药学、药物制剂、☆中药学、中药资源与开发、医学检验技术、康复治疗学、护理学。2022 年毕业医学类专业本科生 2 867 人,其中临床医学类 491 人,中医学类 1 215 人。

通过认证的专业及认证时间:中医学(2014 年)、临床医学(2020 年)、护理学(2021 年)

医学类博士/硕士学位授权一级学科:基础医学、临床医学、口腔医学、中医学、中西医结合、药学、中药学、护理学

医学类专业学位类别:临床医学硕士、口腔医学硕士、护理硕士、中医博士/

硕士

近两届国家级教学成果奖获奖成果：

（1）"'四位一体'能力导向的中医学研究生传承创新人才培养43年探索与实践"（2022年，二等奖）

（2）"红专并进、双轨共振——护理专业学位研究生培养模式创新与实践"（2022年，二等奖）

直属附属医院：湖南中医药大学第一附属医院*、湖南中医药大学第二附属医院*、湖南中医药大学附属中西医结合医院*

官方网站网址：https://www.hnucm.edu.cn

南华大学衡阳医学院

【保研】

院校所在地：湖南省衡阳市

历史沿革：1958年始建湖南省衡阳医学院，1962年更名为衡阳医学高等专科学校，1977年更名为衡阳医学院，2000年与中南工学院合并组建为南华大学。2018年，南华大学恢复组建衡阳医学院。2020年，国家卫生健康委员会同湖南省政府签约共建南华大学衡阳医学院及其附属医院。

医学类本科专业及年度毕业生数：☆临床医学、麻醉学、医学影像学、儿科学、口腔医学、☆预防医学、药学、药物制剂、医学检验技术、卫生检验与检疫、护理学。2022年毕业医学类专业本科生1632人，其中临床医学类881人。

通过认证的专业及认证时间：临床医学（2014年）、护理学（2018年）

医学类博士/硕士学位授权一级学科：基础医学、临床医学、公共卫生与预防医学、药学、特种医学、护理学

医学类专业学位类别：临床医学硕士、公共卫生硕士、护理硕士、药学硕士

近两届国家级教学成果奖获奖成果：

"地方综合性大学临床医学人才'特色'培养改革与实践"（2022年，二等奖）

直属附属医院：南华大学附属第一医院*、南华大学附属第二医院*、南华大学附属第三医院、南华大学附属南华医院*、南华大学附属公共卫生医院、南

华大学附属第七医院（湖南省荣军优抚医院）

官方网站网址：https://yxy. usc. edu. cn

湖南师范大学医学院

【双一流/保研】

院校所在地：湖南省长沙市

历史沿革：湖南师范大学医学院起源于 1914 年成立的湘雅护病学校，历经湖南护士学校、湖南省卫生学校（1965—1984 年）、湖南省卫生职工医学院（1984—1989 年）、湖南医学专科学校（1989—1993 年）、湖南医学高等专科学校（1993—2002 年）等时期。2002 年 3 月，湖南医学高等专科学校并入湖南师范大学，成为湖南师范大学医学院。

医学类本科专业及年度毕业生数：临床医学、预防医学、药学、医学检验技术、康复治疗学、护理学。2022 年毕业医学类专业本科生 292 人，其中临床医学类 144 人。

通过认证的专业及认证时间：临床医学（2017 年）

医学类博士/硕士学位授权一级学科：基础医学、临床医学、公共卫生与预防医学、药学

医学类专业学位类别：临床医学硕士、公共卫生硕士、护理硕士、医学技术硕士

近两届国家级教学成果奖获奖成果：（暂无）

直属附属医院：湖南师范大学附属湘东医院

官方网站网址：https://med. hunnu. edu. cn

吉首大学（医科）①

【保研】

院校所在地：湖南吉首市

---

① 吉首大学医科相关院系有医学院、药学院。

历史沿革：1978 年，原湖南医学院湘西分院并入吉首大学组建医学系。2000 年，吉首卫生学校并入吉首大学，与医学系合并组建为吉首大学医学院。

医学类本科专业及年度毕业生数：临床医学、针灸推拿学、药学、中药学、医学检验技术、医学影像技术、康复治疗学、护理学。2022 年毕业医学类专业本科生 691 人，其中临床医学类 233 人，中医学类 61 人。

通过认证的专业及认证时间：临床医学（2018 年）

医学类博士/硕士学位授权一级学科：基础医学

医学类专业学位类别：临床医学硕士、护理硕士

近两届国家级教学成果奖获奖成果：（暂无）

直属附属医院：（暂无）①

官方网站网址：https://yixueyuan.jsu.edu.cn

长沙医学院

院校所在地：湖南省长沙市

历史沿革：长沙医学院的前身为 1989 年创办于衡阳的湘南中等卫生职业技术学校，1996 年更名为湘南卫生中等专业学校，1999 年升格为湘南医学高等专科学校，2001 年校本部迁至长沙市，2005 年升格为本科层次的民办普通高校——长沙医学院。

医学类本科专业及年度毕业生数：☆临床医学、医学影像学、口腔医学、预防医学、妇幼保健医学、中医学、针灸推拿学、药学、药物制剂、药物分析、中药学、医学检验技术、医学影像技术、眼视光学、康复治疗学、卫生检验与检疫、护理学、助产学。2022 年毕业医学类专业本科生 3 924 人，其中临床医学类 1 518 人，中医学类 485 人。

通过认证的专业及认证时间：临床医学（2015 年）

医学类博士/硕士学位授权一级学科：（暂无）

医学类专业学位类别：（暂无）

---

① 吉首大学医学院目前主要临床实践教学基地是湘西自治州人民医院。

近两届国家级教学成果奖获奖成果：（暂无）

直属附属医院：长沙医学院附属第一医院

官方网站网址：https://www.csmu.edu.cn

湘南学院（医科）[①]

院校所在地：湖南省郴州市

历史沿革：1958年，郴州地区卫生学校创建，1994年学校升格为郴州医学高等专科学校。2003年，郴州师范高等专科学校、郴州医学高等专科学校、郴州教育学院、郴州师范学校合并组建湘南学院。

医学类本科专业及年度毕业生数：临床医学、医学影像学、口腔医学、预防医学、针灸推拿学、药学、临床药学、医学检验技术、医学影像技术、康复治疗学、卫生检验与检疫、☆护理学。2022年毕业医学类专业本科生1 844人，其中临床医学类674人，中医学类62人。

通过认证的专业及认证时间：临床医学（2016年）

医学类博士/硕士学位授权一级学科：（暂无）

医学类专业学位类别：（暂无）

近两届国家级教学成果奖获奖成果：（暂无）

直属附属医院：湘南学院附属医院*

官方网站网址：https://www.xnu.edu.cn

湖南医药学院

院校所在地：湖南省怀化市

历史沿革：湖南医药学院的前身是创建于1924年的长沙私立仁术护病学

[①] 湘南学院医科相关院系有临床学院、基础医学院、公共卫生学院、护理学院、医学影像检验与康复学院、药学院。

校;1981年,更名为怀化地区卫生学校;2000年,升格为怀化医学高等专科学校;2014年,经教育部批准升格为湖南医药学院。

医学类本科专业及年度毕业生数:临床医学、医学影像学、口腔医学、预防医学、食品卫生与营养学、针灸推拿学、药学、中药学、医学检验技术、医学影像技术、康复治疗学、卫生检验与检疫、护理学、助产学。2022年毕业医学类专业本科生2027人,其中临床医学类772人,中医学类161人。

通过认证的专业及认证时间:(暂无)

医学类博士/硕士学位授权一级学科:(暂无)

医学类专业学位类别:(暂无)

近两届国家级教学成果奖获奖成果:(暂无)

直属附属医院:湖南医药学院总医院*、湖南医药学院第一附属医院*

官方网站网址:http://www.hnmu.com.cn

邵阳学院医学部

院校所在地:湖南省邵阳市

历史沿革:1951年8月,湖南省邵阳卫生技术学校成立;1986年3月,更名为邵阳市卫生学校;2004年,升格为邵阳医学高等专科学校;2016年,并入邵阳学院。2021年7月,邵阳学院成立医学部。

医学类本科专业及年度毕业生数:临床医学、药学、医学检验技术、医学影像技术、康复治疗学、护理学。2022年毕业医学类专业本科生1360人,其中临床医学类513人。

通过认证的专业及认证时间:(暂无)

医学类博士/硕士学位授权一级学科:(暂无)

医学类专业学位类别:(暂无)

近两届国家级教学成果奖获奖成果:(暂无)

直属附属医院:邵阳学院附属第一医院*、邵阳学院附属第二医院

官方网站网址:https://www.hnsyu.net

湖南师范大学树达学院医学系[#]

院校所在地:湖南省长沙市

历史沿革:湖南师范大学树达学院于 2001 年 8 月经湖南省人民政府批准成立,2004 年 1 月获教育部审核确认。

医学类本科专业及年度毕业生数:临床医学、药学、护理学。2022 年毕业医学类专业本科生 224 人,其中临床医学类 178 人。

官方网站网址:https://sdw. hunnu. edu. cn

南华大学船山学院医学系^{#①}

院校所在地:湖南省衡阳市

历史沿革:南华大学船山学院于 2001 年 8 月经湖南省人民政府批准成立,2004 年经教育部确认为独立学院。

医学类本科专业及年度毕业生数:临床医学、麻醉学、医学影像学、预防医学、药学、医学检验技术、护理学。2022 年毕业医学类专业本科生 454 人,其中临床医学类 109 人。

官方网站网址:https://csxy. usc. edu. cn

湖南中医药大学湘杏学院[#]

院校所在地:湖南省长沙市

历史沿革:湖南中医药大学湘杏学院创建于 2002 年,2004 年被教育部确认为独立学院。

---

① 该校已暂停临床医学类专业招生。

医学类本科专业及年度毕业生数：中医学、针灸推拿学、中西医临床医学、药学、药物制剂、中药学、医学影像技术、康复治疗学、护理学。2022 年毕业医学类专业本科生 1085 人，其中中医学类 314 人。

官方网站网址：https://xxxy.hnucm.edu.cn

广 东 省

广东省共有 14 所本科医学院校,其中 9 所可培养医学博士,6 所进入国家"双一流"建设行列;共拥有 44 所直属附属医院,其中 24 所是国家级住院医师规范化培训基地;2022 年共有临床医学类和中医学类本科毕业生 6466 人。广东省平均每千人口拥有执业(助理)医师 2.63 人。

中山大学医学部

【自主划线/双一流/保研】

院校所在地:广东省广州市/深圳市

历史沿革:中山大学医科的一个源头是 1866 年成立的博济医学堂,1936 年发展成为岭南大学医学院;另一个源头是 1909 年成立的广东公医学堂,后来发展成广东公医医科大学,又并入国立广东大学,后随大学更名,1931 年称中山大学医学院。1953 年,中山大学医学院、岭南大学医学院合并成立华南医学院;1954 年,始建于 1908 年的广东光华医学院并入;1957 年,更名为中山医学院;1985 年,更名为中山医科大学。2001 年 10 月,原中山大学和中山医科大学合并为新的中山大学。2022 年,中山大学成立医学部。

医学类本科专业及年度毕业生数:基础医学、☆临床医学(含八年制)、麻醉学、医学影像学、口腔医学、口腔医学(5+3)、☆预防医学、药学、☆法医学、医学检验技术、康复治疗学、卫生检验与检疫、☆护理学。2022 年毕业医学类专业本科生 981 人,其中临床医学类 565 人①。

通过认证的专业及认证时间:临床医学(2015 年)、口腔医学(2013 年)、护理学(2020 年)、中药学(2022 年)

医学类博士/硕士学位授权一级学科:基础医学、临床医学、口腔医学、公共卫生与预防医学、中西医结合、药学、特种医学、护理学

医学类专业学位类别:公共卫生硕士、护理硕士、药学硕士、临床医学博士/硕士、口腔医学博士/硕士、医学技术博士/硕士

近两届国家级教学成果奖获奖成果:

(1)"以团队为基础的教学(TBL)在医学教育教学中的探索与实践"(2018 年,二等奖)

(2)"'疾病导向,临床融合,创新引领'医学研究生培养体系的构建与实践"(2022 年,二等奖)

(3)"构建'学科领军人才自主培养'的眼科研究生教学体系"(2022 年,二等奖)

(4)"医学教育'三阶段四贯穿'一流医学人才培养模式创新与实践"(2022 年,二等奖)

直属附属医院:中山大学附属第一医院*、中山大学孙逸仙纪念医院*、中山大学附属第三医院*、中山大学中山眼科中心*、中山大学肿瘤防治中心*、中山大学附属口腔医院*、中山大学附属第五医院*、中山大学附属第六医院*、中山大学附属第七医院、中山大学附属第八医院

官方网站网址:https://www.sysu.edu.cn

广州中医药大学

【双一流/保研】

院校所在地:广东省广州市

历史沿革:广州中医药大学原名广州中医学院,成立于 1956 年。其前身可追溯到 1924 年成立的广东中医药专门学校。1995 年,学校更名为"广州中医

---

① 由于数据缺失,此处毕业生数以 2021 年数据代替。

药大学"。学校原属卫生部、国家中医药管理局领导,2000 年转为中央和地方共建,以广东省管理为主。

医学类本科专业及年度毕业生数:临床医学、医学影像学、☆中医学、☆针灸推拿学、中医学(5+3)、中医养生学、中医骨伤科学、中西医临床医学、药学、药物制剂、临床药学、☆中药学、中药资源与开发、中药制药、医学检验技术、眼视光学、康复治疗学、☆护理学、助产学。2022 年毕业医学类专业本科生 1 724 人,其中中医学类 776 人。

通过认证的专业及认证时间:中医学(2012 年)、中药学(2022 年)、护理学(2023 年)

医学类博士/硕士学位授权一级学科:基础医学、临床医学、中医学、中西医结合、药学、中药学、护理学

医学类专业学位类别:护理硕士、中药硕士、中医博士/硕士

近两届国家级教学成果奖获奖成果:

"区域特色高素质创新型中医人才培养模式的改革与实践"(2018 年,二等奖)

直属附属医院:广州中医药大学第一附属医院*、广州中医药大学第二附属医院(广东省中医院)*、广州中医药大学第三附属医院*、广州中医药大学附属粤海医院

官方网站网址:https://www.gzucm.edu.cn

南方医科大学①

【保研】

院校所在地:广东省广州市

历史沿革:学校前身是东北军区军医学校,1951 年创建于齐齐哈尔市,于 1970 年迁到广东省广州市。1975 年 7 月经中央军委批准,学校更名为中国人民解放军第一军医大学。2004 年 8 月,根据国务院、中央军委决定,学校整体移交广东省,更名为南方医科大学。

---

① 南方医科大学是广东省人民政府、国家卫生健康委员会和教育部共建的医学院校。

医学类本科专业及年度毕业生数:基础医学、☆临床医学(含八年制①)、麻醉学、☆医学影像学、精神医学、儿科学、口腔医学、☆预防医学、食品卫生与营养学、☆中医学、针灸推拿学、中西医临床医学、药学、药物制剂、临床药学、中药学、中药制药、法医学、☆医学检验技术、医学实验技术、医学影像技术、康复治疗学、康复物理治疗、康复作业治疗、☆护理学、助产学。2022年毕业医学类专业本科生2 204人,其中临床医学类1 069人,中医学类238人。

通过认证的专业及认证时间:临床医学(2015年)、中医学(2023年)、护理学(2010年)、药学(2020年)

医学类博士/硕士学位授权一级学科:基础医学、临床医学、口腔医学、公共卫生与预防医学、中医学、中西医结合、药学、中药学、特种医学、护理学

医学类专业学位类别:公共卫生硕士、护理硕士、药学硕士、中药硕士、中医硕士、临床医学博士/硕士、口腔医学博士/硕士、医学技术硕士

近两届国家级教学成果奖获奖成果:

(1)"40年坚守与创新:医理工交叉　基础临床融合　现代临床应用解剖学育人实践"(2022年,一等奖)

(2)"纵向整合　横向延伸　立体评价　促进深度学习的医科院校课程综合改革实践"(2022年,二等奖)

直属附属医院:南方医科大学第一附属医院(南方医院)*、南方医科大学珠江医院*、南方医科大学第三附属医院*、南方医科大学中西医结合医院*、南方医科大学第五附属医院*、南方医科大学深圳医院、南方医科大学口腔医院(广东省口腔医院)、南方医科大学深圳口腔医院(广东省深圳牙科医疗中心)、南方医科大学皮肤病医院(广东省皮肤病医院)

官方网站网址:https://www.fimmu.com

广州医科大学

【双一流/保研】

院校所在地:广东省广州市

---

① 南方医科大学临床医学八年制专业学生入学后的前两年在国防科技大学学习。

历史沿革：1958年，广州医学院成立。2005年，广州护士学校、广州卫生学校并入广州医学院；2013年，广州医学院更名为广州医科大学。

医学类本科专业及年度毕业生数：基础医学、☆临床医学、麻醉学、医学影像学、精神医学、儿科学、口腔医学、预防医学、食品卫生与营养学、中西医临床医学、药学、临床药学、☆医学检验技术、康复治疗学、康复物理治疗、康复作业治疗、护理学。2022年毕业医学类专业本科生1488人，其中临床医学类729人，中医学类96人。

通过认证的专业及认证时间：口腔医学（2015年）、临床医学（2016年）、药学（2020年）

医学类博士/硕士学位授权一级学科：基础医学、临床医学、公共卫生与预防医学、中西医结合、药学、护理学

医学类专业学位类别：口腔医学硕士、公共卫生硕士、护理硕士、药学硕士、临床医学博士/硕士

近两届国家级教学成果奖获奖成果：

"'南山精神'引领的'三化三合三体系'卓越医学人才培养模式改革与实践"（2022年，二等奖）

直属附属医院：广州医科大学附属第一医院*、广州医科大学附属第二医院*、广州医科大学附属第三医院*、广州医科大学附属第四医院（广州市增城区人民医院）、广州医科大学附属第五医院、广州医科大学附属口腔医院、广州医科大学附属肿瘤医院*

官方网站网址：https://www.gzhmu.edu.cn

暨南大学（医科）[①]

【双一流/保研】

院校所在地：广东省广州市

[①] 暨南大学医科相关院系有医学部（下设基础医学与公共卫生学院、第一临床医学院、中医学院、口腔医学院、护理学院）、药学院。暨南大学医学院是国务院侨办、国家卫生健康委员会和教育部共建的医学院。

历史沿革:1978 年,在"文革"中停办的暨南大学复办,同时创办暨南大学医学院。2001 年,暨南大学成立药学院。2016 年,暨南大学重组医学院为医学部。

医学类本科专业及年度毕业生数:☆临床医学、口腔医学、预防医学、中医学、针灸推拿学、药学、临床药学、中药学、护理学。2022 年毕业医学类专业本科生 307 人,其中临床医学类 131 人,中医学类 43 人。

通过认证的专业及认证时间:中医学(2009 年)、临床医学(2018 年)

医学类博士/硕士学位授权一级学科:基础医学、临床医学、公共卫生与预防医学、中医学、中西医结合、药学、护理学

医学类专业学位类别:口腔医学硕士、公共卫生硕士、护理硕士、药学硕士、中医硕士、临床医学博士/硕士

近两届国家级教学成果奖获奖成果:

(1)"'药物研发链'与'专业课程链'双链融合的药学创新人才培养模式构建与实践"(2018 年,二等奖)

(2)"以中华优秀文化培根铸魂的中医药守正创新人才培养模式的构建与实践"(2022 年,二等奖)

直属附属医院:暨南大学附属第一医院(广州华侨医院)*

官方网站网址:https://www.jnu.edu.cn

汕头大学医学院

院校所在地:广东省汕头市

历史沿革:汕头大学医学院的前身可追溯到 1924 年成立的潮州产科传习所。1959 年 4 月,升格为广东省汕头医学专科学校。1983 年 9 月,汕头医学专科学校并入汕头大学,改办为汕头大学医学院。

医学类本科专业及年度毕业生数:生物医学科学、☆临床医学、眼视光医学、精神医学、临床医学(5+3)、口腔医学、预防医学、药学、医学检验技术、护理学、助产学。2022 年毕业医学类专业本科生 351 人,其中临床医学类 227 人。

通过认证的专业及认证时间:临床医学(2023 年)、护理学(2017 年)

医学类博士/硕士学位授权一级学科:<u>基础医学</u>、<u>临床医学</u>、公共卫生与预防医学、药学

医学类专业学位类别:临床医学硕士、公共卫生硕士、护理硕士、药学硕士

近两届国家级教学成果奖获奖成果:

"医学人文教育的实践与创新——HEART 培养模式的探索"(2018 年,二等奖)

直属附属医院:汕头大学医学院第一附属医院*、汕头大学医学院第二附属医院、汕头大学医学院附属肿瘤医院、汕头大学精神卫生中心、汕头大学/香港中文大学联合汕头国际眼科中心

官方网站网址:https://www.med.stu.edu.cn

广东医科大学

院校所在地:广东省湛江市、东莞市

历史沿革:1958 年,中山医学院湛江分院成立。1964 年,升格为本科院校,并更名为湛江医学院。1992 年,更名为广东医学院。2016 年,更名为广东医科大学。2002 年在东莞市松山湖科学城设立东莞校区。

医学类本科专业及年度毕业生数:☆临床医学、麻醉学、☆医学影像学、儿科学、口腔医学、预防医学、药学、临床药学、药物分析、化妆品科学与技术、中药学、中药制药、法医学、☆医学检验技术、医学实验技术、眼视光学、康复治疗学、口腔医学技术、卫生检验与检疫、康复物理治疗、智能医学工程、☆护理学、助产学。2022 年毕业医学类专业本科生 3 726 人,其中临床医学类 1 486 人。

通过认证的专业及认证时间:临床医学(2019 年)

医学类博士/硕士学位授权一级学科:基础医学、<u>临床医学</u>、公共卫生与预防医学、药学

医学类专业学位类别:临床医学硕士、公共卫生硕士、护理硕士、药学硕士、医学技术硕士

近两届国家级教学成果奖获奖成果:(暂无)

直属附属医院:广东医科大学附属医院*、广东医科大学附属第二医院、广东医科大学顺德妇女儿童医院、广东医科大学附属东莞第一医院

官方网站网址:https://www.gdmu.edu.cn

广东药科大学

院校所在地:广东省广州市、中山市

历史沿革:1958 年,广东省卫生干部进修学院成立;1978 年,升格为广东医药学院;1994 年,更名为广东药学院。2016 年,更名为广东药科大学。

医学类本科专业及年度毕业生数:临床医学、口腔医学、☆预防医学、中医学、中西医临床医学、☆药学、☆药物制剂、临床药学、药事管理、药物分析、药物化学、海洋药学、化妆品科学与技术、中药学、中药资源与开发、中药制药、中草药栽培与鉴定、医学检验技术、康复治疗学、卫生检验与检疫、智能医学工程、护理学。2022 年毕业医学类专业本科生 2 902 人,其中临床医学类 286 人,中医学类 70 人。

通过认证的专业及认证时间:临床医学(2014 年)、药学(2014 年)

医学类博士/硕士学位授权一级学科:基础医学、公共卫生与预防医学、中西医结合、药学

医学类专业学位类别:临床医学硕士、公共卫生硕士、护理硕士、药学硕士、中药硕士

近两届国家级教学成果奖获奖成果:(暂无)

直属附属医院:广东药科大学附属第一医院*

官方网站网址:https://www.gdpu.edu.cn

深圳大学医学部

【保研】

院校所在地:广东省深圳市

历史沿革:深圳大学成立于 1983 年,2008 年设立医学院,2009 年 9 月首次招收临床医学专业学生。学校于 2013 年成立医学部。

医学类本科专业及年度毕业生数:临床医学、口腔医学、预防医学、药学、护理学。2022 年毕业医学类专业本科生 200 人,其中临床医学类 137 人。

通过认证的专业及认证时间:临床医学(2016 年)

医学类博士/硕士学位授权一级学科:基础医学

医学类专业学位类别:临床医学硕士、公共卫生硕士、药学硕士

近两届国家级教学成果奖获奖成果:(暂无)

直属附属医院:深圳大学总医院

官方网站网址:https://med.szu.edu.cn

韶关学院医学院

院校所在地:广东省韶关市

历史沿革:1914 年,英国基督教循道公会创办的循理护校;1952 年循理护校、广东省第三医士学校、广东省第六卫生学校合并为广东省韶关卫生学校;1995 年原"韶关市护士学校"并入。2002 年,韶关卫生学校升格为韶关学院医学院,成为具有独立法人资格的韶关学院校外二级学院,2021 年正式并入韶关学院。

医学类本科专业及年度毕业生数:临床医学、医学检验技术、护理学。2022 年毕业医学类专业本科生 486 人,其中临床医学类 265 人。

通过认证的专业及认证时间:(暂无)

医学类博士/硕士学位授权一级学科:(暂无)

医学类专业学位类别:(暂无)

近两届国家级教学成果奖获奖成果:(暂无)

直属附属医院:韶关学院医学院附属医院

官方网站网址:http://www.sgumc.com.cn

嘉应学院医学院

院校所在地:广东省梅州市

历史沿革:嘉应学院医学院的前身是创办于 1951 年的广东省第四医士学校,1993 年更名为广东省梅州市卫生学校。2003 年,并入嘉应学院,改建为嘉应学院医学院。

医学类本科专业及年度毕业生数:临床医学、药学、医学检验技术、护理学。2022 年毕业医学类专业本科生 799 人,其中临床医学类 168 人。

通过认证的专业及认证时间:临床医学(2021 年)

医学类博士/硕士学位授权一级学科:(暂无)

医学类专业学位类别:(暂无)

近两届国家级教学成果奖获奖成果:(暂无)

直属附属医院:嘉应学院医学院附属医院

官方网站网址:https://yxy.jyu.edu.cn

华南理工大学(医科)①

【自主划线/双一流/保研】

院校所在地:广东省广州市

历史沿革:2014 年 9 月,华南理工大学医学院成立。2017 年,学校成立生物医学科学与工程学院。

医学类本科专业及年度毕业生数:生物医学科学、临床医学、医学影像学、医学影像技术。2022 年毕业医学类专业本科生 35 人,其中临床医学类 35 人。

通过认证的专业及认证时间:(暂无)

医学类博士/硕士学位授权一级学科:基础医学、临床医学

---

① 华南理工大学医科相关学院有医学院、生物医学科学与工程学院。

医学类专业学位类别:临床医学硕士、药学硕士

近两届国家级教学成果奖获奖成果:(暂无)

直属附属医院:(暂无)

官方网站网址:http://www2.scut.edu.cn/med

南方科技大学医学院

【双一流/保研】

院校所在地:广东省深圳市

历史沿革:2018年,南方科技大学成立医学院。2021年,南方科技大学与英国伦敦国王学院合作开办南方科技大学伦敦国王学院医学院。

医学类本科专业及年度毕业生数:生物医学科学①、临床医学、智能医学工程。2022年毕业医学类专业本科生13人。

通过认证的专业及认证时间:(暂无)

医学类博士/硕士学位授权一级学科:(暂无)

医学类专业学位类别:临床医学硕士

近两届国家级教学成果奖获奖成果:(暂无)

直属附属医院:(暂无)

官方网站网址:https://med.sustech.edu.cn

香港中文大学(深圳)医学院

院校所在地:广东省深圳市

历史沿革:香港中文大学(深圳)成立于2014年,由香港中文大学与深圳大学合作开办。香港中文大学(深圳)医学院于2019年筹建,2021年正式成立。

---

① 本专业由南方科技大学与英国伦敦国王学院合作举办,学费标准为13.5万元/学年。

医学类本科专业及年度毕业生数:临床医学①、药学。

通过认证的专业及认证时间:(暂无)

医学类博士/硕士学位授权一级学科:(暂无)

医学类专业学位类别:(暂无)

近两届国家级教学成果奖获奖成果:(暂无)

直属附属医院:香港中文大学(深圳)医院(在建)

官方网站网址:https://med.cuhk.edu.cn

---

① 该专业学制 6 年,英语授课;授予普通高等教育学士学位证书和香港中文大学学士学位证书。学费标准为 11.5 万元/学年。

广西壮族自治区

广西壮族自治区共有6所本科医学院校(其中1所是独立学院),其中2所可培养医学博士;共拥有14所直属附属医院,其中9所是国家级住院医师规范化培训基地;2022年共有临床医学类和中医学类本科毕业生5117人。广西壮族自治区平均每千人口拥有执业(助理)医师2.75人。

广西医科大学

【保研】

院校所在地:广西壮族自治区南宁市、玉林市

历史沿革:1934年,广西省立医学院在南宁市创建。1949年以前,学校在战乱中七次迁徙校址,三次变更校名。1949年11月更名为广西省医学院。1953年改称为广西医学院。1996年5月更名为广西医科大学。

医学类本科专业及年度毕业生数:☆临床医学、麻醉学、医学影像学、精神医学、儿科学、临床医学(5+3)、☆口腔医学、☆预防医学、妇幼保健医学、☆药学、临床药学、中药资源与开发、法医学、医学检验技术、医学实验技术、康复治疗学、卫生检验与检疫、智能医学工程、☆护理学、助产学。2022年毕业医学类专业本科生2297人,其中临床医学类1161人。

通过认证的专业及认证时间:临床医学(2023年)、口腔医学(2015年)、护

理学(2011 年)、药学(2023 年)

医学类博士/硕士学位授权一级学科:<u>基础医学</u>、<u>临床医学</u>、<u>口腔医学</u>、<u>公共</u><u>卫生与预防医学</u>、中西医结合、<u>药学</u>、护理学

医学类专业学位类别:公共卫生硕士、护理硕士、药学硕士、临床医学博士/硕士、口腔医学博士/硕士、医学技术硕士

近两届国家级教学成果奖获奖成果:(暂无)

直属附属医院:广西医科大学第一附属医院*、广西医科大学第二附属医院*、广西医科大学附属肿瘤医院*、广西医科大学附属口腔医院*、广西医科大学附属武鸣医院

官方网站网址:https://www.gxmu.edu.cn

广西中医药大学

【保研】

院校所在地:广西壮族自治区南宁市

历史沿革:1934 年,广西省立南宁医药研究所创立,后与梧州、桂林区医药研究所合并。1958 年,升格为广西中医专科学校;1964 年,升格为广西中医学院。1970 年南宁医学专科学校并入,组成新的广西中医学院。2012 年学校更名为广西中医药大学。

医学类本科专业及年度毕业生数:临床医学、口腔医学、预防医学、食品卫生与营养学、中医学、针灸推拿学、壮医学、中医学(5+3)、中医养生学、中医儿科学、中医骨伤科学、中医康复学、中西医临床医学、药学、临床药学、中药学、医学检验技术、医学影像技术、康复治疗学、护理学、助产学。2022 年毕业医学类专业本科生 1908 人,其中临床医学类 265 人,中医学类 594 人。

通过认证的专业及认证时间:中医学(2015 年)、临床医学(2016 年)、护理学(2017 年)、中药学(2017 年)

医学类博士/硕士学位授权一级学科:临床医学、<u>中医学</u>、中西医结合、药学、中药学、护理学

医学类专业学位类别:公共卫生硕士、护理硕士、中药硕士、中医博士/硕士

近两届国家级教学成果奖获奖成果：

"文化引领、突出特色，创新民族地区中医人才培养体系的探索与实践"（2018 年，二等奖）

直属附属医院：广西中医药大学第一附属医院[*]、广西中医药大学附属瑞康医院[*]

官方网站网址：https://www.gxtcmu.edu.cn

桂林医学院

院校所在地：广西壮族自治区桂林市

历史沿革：1935 年，广西省立桂林高级助产护士学校建立，1958 年更名为桂林医学专科学校，1987 年升格并更名为桂林医学院。

医学类本科专业及年度毕业生数：临床医学、医学影像学、儿科学、口腔医学、预防医学、食品卫生与营养学、☆药学、药物制剂、临床药学、中药学、医学检验技术、康复治疗学、卫生检验与检疫、智能医学工程、护理学、助产学。2022 年毕业医学类专业本科生 1817 人，其中临床医学类 670 人。

通过认证的专业及认证时间：临床医学（2012 年）、药学（2020 年）

医学类博士/硕士学位授权一级学科：基础医学、临床医学、公共卫生与预防医学、药学

医学类专业学位类别：口腔医学硕士、公共卫生硕士、护理硕士、药学硕士、临床医学博士/硕士、医学技术硕士

近两届国家级教学成果奖获奖成果：（暂无）

直属附属医院：桂林医学院附属医院[*]、桂林医学院第二附属医院、桂林医学院附属口腔医院

官方网站网址：https://www.glmc.edu.cn

右江民族医学院

院校所在地：广西壮族自治区百色市

历史沿革:右江民族医学院的前身是创建于 1958 年的广西百色医学专科学校。1978 年,学校更名为右江民族医学院。

医学类本科专业及年度毕业生数:临床医学、医学影像学、口腔医学、预防医学、药学、中药学、医学检验技术、医学实验技术、医学影像技术、康复治疗学、卫生检验与检疫、康复物理治疗、护理学、助产学。2022 年毕业医学类专业本科生 1 885 人,其中临床医学类 975 人。

通过认证的专业及认证时间:临床医学(2015 年)

医学类博士/硕士学位授权一级学科:基础医学、临床医学

医学类专业学位类别:临床医学硕士、口腔医学硕士、公共卫生硕士、护理硕士、医学技术硕士

近两届国家级教学成果奖获奖成果:(暂无)

直属附属医院:右江民族医学院附属医院*

官方网站网址:https://www.ymu.edu.cn

广西科技大学医学部

院校所在地:广西柳州市

历史沿革:广西科技大学医学院的前身是创办于 1951 年的广西省第四医士学校,1958 年改称柳州医学专科学校;1962 年,更名为广西柳州卫生学校;2003 年升格为柳州医学高等专科学校,2013 年,柳州医学高等专科学校与广西工学院合并建立广西科技大学。2018 年,广西科技大学成立医学部。

医学类本科专业及年度毕业生数:临床医学、预防医学、药学、医学检验技术、康复治疗学、护理学。2022 年毕业医学类专业本科生人 448 人,其中临床医学类 114 人。

通过认证的专业及认证时间:(暂无)

医学类博士/硕士学位授权一级学科:(暂无)

医学类专业学位类别:(暂无)

近两届国家级教学成果奖获奖成果:(暂无)

直属附属医院:广西科技大学第一附属医院*、广西科技大学第二附属

医院

官方网站网址:https://www.gxust.edu.cn/yxb

广西中医药大学赛恩斯新医药学院#

院校所在地:广西壮族自治区南宁市

历史沿革:广西中医药大学赛恩斯新医药学院由广西中医药大学、广西中医药大学百年乐制药有限公司合作开办。学院2002年开始试办,2004年获教育部确认为独立学院。

医学类本科专业及年度毕业生数:中医学、针灸推拿学、药学、药物制剂、中药学、医学检验技术、医学影像技术、康复治疗学、口腔医学技术、护理学。2022年毕业医学类专业本科生2248人,其中中医学类1338人。

官方网站网址:https://www.gxzyxysy.com

海 南 省

海南省共有1所本科医学院校,可培养医学博士;共拥有3所直属附属医院,3所都是国家级住院医师规范化培训基地;2022年共有临床医学类和中医学类本科毕业生750人。海南省平均每千人口拥有执业(助理)医师2.98人。

海南医学院

院校所在地:海南省海口市

历史沿革:海南医学院的前身是1947年创建的私立海强医事技术学校和1948年创建的海南大学医学院。1951年,两校合并为海南医学专门学校,1952年改称海南医学专科学校。1983年海南医学专科学校并入海南大学,称为海南大学医学部。1989年,海南大学医学部从海南大学分出,筹建海南医学院。1993年7月,海南医学院正式成立。

医学类本科专业及年度毕业生数:☆临床医学、麻醉学、医学影像学、眼视光医学、精神医学、儿科学、口腔医学、预防医学、中医学、针灸推拿学、中西医临床医学、☆药学、临床药学、海洋药学、中药学、医学检验技术、康复治疗学、卫生检验与检疫、护理学、助产学。2022年毕业医学类专业本科生1329人,其中临床医学类565人,中医学类185人。

通过认证的专业及认证时间:临床医学(2014年)、药学(2014年)

医学类博士/硕士学位授权一级学科：基础医学、临床医学、中医学、药学

医学类专业学位类别：临床医学硕士、口腔医学硕士、公共卫生硕士、护理硕士、药学硕士

近两届国家级教学成果奖获奖成果：（暂无）

直属附属医院：海南医学院第一附属医院*、海南医学院第二附属医院*、海南医学院附属海南医院（海南省人民医院）*

官方网站网址：https://www.hainmc.edu.cn

重 庆 市

重庆市共有4所本科医学院校,其中3所可培养医学博士,1所进入国家"双一流"建设行列;共拥有12所直属附属医院,其中9所是国家级住院医师规范化培训基地;2022年共有临床医学类和中医学类本科毕业生2124人(不含军医大学)。重庆市平均每千人口拥有执业(助理)医师2.94人。

重庆医科大学①

【保研】

院校所在地:重庆市渝中区

历史沿革:1956年,上海第一医学院分迁到重庆建成重庆医学院。1985年更名为重庆医科大学。

医学类本科专业及年度毕业生数:基础医学、☆临床医学②、临床医学(检验医师培养试验班)、麻醉学、医学影像学、眼视光医学、精神医学、儿科学、临床医学(5+3)、口腔医学、预防医学、食品卫生与营养学、中医学、针灸推拿学、中西医临床医学、☆药学、药物制剂、临床药学、中药学、中药制药、法医学、☆医学

---

① 重庆医科大学是重庆市人民政府、国家卫生健康委员会和教育部共建的医学院校。
② 该专业含中外合作办学项目,由重庆医科大学与英国莱斯特大学合作举办,授予中外双方学位。收费标准为6.2万元/学年。

检验技术、医学实验技术、医学影像技术、康复治疗学、口腔医学技术、卫生检验与检疫、听力与言语康复学、智能医学工程、☆护理学。2022 年毕业医学类专业本科生 3 732 人,其中临床医学类 1 762 人,中医学类 362 人。

通过认证的专业及认证时间: 临床医学(2023 年)、口腔医学(2013 年)、护理学(2013 年)

医学类博士/硕士学位授权一级学科: 基础医学、临床医学、口腔医学、公共卫生与预防医学、中医学、中西医结合、药学、中药学、护理学

医学类专业学位类别: 公共卫生硕士、护理硕士、药学硕士、中药硕士、临床医学博士/硕士、口腔医学博士/硕士、中医博士/硕士、医学技术硕士

近两届国家级教学成果奖获奖成果:

"小儿科,大使命:培养高素质儿科医学人才的重医实践"(2022 年,二等奖)

直属附属医院: 重庆医科大学附属第一医院*、重庆医科大学附属第二医院*、重庆医科大学附属儿童医院*、重庆医科大学附属口腔医院*、重庆医科大学附属永川医院*、重庆医科大学附属大学城医院、重庆医科大学康复医院、重庆医科大学附属第三医院*[①]

官方网站网址: https://www.cqmu.edu.cn

陆军军医大学(第三军医大学)

院校所在地: 重庆市沙坪坝区

历史沿革: 学校于 1954 年由原第六、第七军医大学合并而成(第六军医大学前身系第四野战军医科学校和原国立中正医学院,第七军医大学前身为第二野战军医科大学)的新的第七军医大学,1975 年更名为第三军医大学。2017年,根据中央军委命令,以第三军医大学为基础,纳入白求恩医务士官学校、西部战区陆军综合训练基地军医训练大队(新疆呼图壁)、解放军第八医院(西藏日喀则)、解放军第二六〇医院(河北石家庄)等单位,组建成为陆军军医大学。

医学类本科专业及年度毕业生数: 基础医学、临床医学(含八年制)、口腔医

---

① 该院由重庆医科大学和社会资本共同开办。

学、预防医学、药学、医学检验技术、医学影像技术、护理学。

通过认证的专业及认证时间:(暂无)

医学类博士/硕士学位授权一级学科:<u>基础医学</u>、临床医学、口腔医学、<u>公共卫生与预防医学</u>、中西医结合、<u>药学</u>、特种医学、<u>护理学</u>

医学类专业学位类别:口腔医学硕士、公共卫生硕士、护理硕士、药学硕士、临床医学博士/硕士

近两届国家级教学成果奖获奖成果:

(1)"以能力为中心的本科创新教育体系构建与实践"(2018年,二等奖)

(2)"临床医学优秀青年教员培养的创新与实践——'金牌教员-国家团队-一流课程-优秀学员'临床医学育人模式的构建与实践"(2022年,二等奖)

(3)"以提升'军医岗位胜任力'为导向的心血管系统疾病混合式课程建设与实践"(2022年,二等奖)

(4)"军队全科军医职业教育课程体系、教学内容及教学平台的构建与实践"(2022年,二等奖)

直属附属医院:第三军医大学第一附属医院(西南医院)*、第三军医大学第二附属医院(新桥医院)*、第三军医大学第三附属医院(陆军特色医学中心)*

官方网站网址:https://www.tmmu.edu.cn

重庆大学医学部

【自主划线/双一流/保研】

院校所在地:重庆市沙坪坝区

历史沿革:重庆大学医学部成立于2019年,2022年开始招收临床医学专业本科生。

医学类本科专业及年度毕业生数:临床医学、药学、智能医学工程。2022年毕业医学类专业本科生53人。

通过认证的专业及认证时间:(暂无)

医学类博士/硕士学位授权一级学科:基础医学、<u>临床医学</u>、<u>药学</u>

医学类专业学位类别:(暂无)

近两届国家级教学成果奖获奖成果:(暂无)

直属附属医院:重庆大学附属肿瘤医院*

官方网站网址:https://yxb.cqu.edu.cn

重庆中医药学院

院校所在地:重庆市璧山区

历史沿革:重庆中医药学院的前身是西南军政委员会卫生部创办的重庆中医进修学校,曾先后更名为四川省重庆中医学校、重庆市中医学校。2001年重庆市中医学校整体并入重庆医科大学,组建了重庆医科大学中医药学院。2023年经教育部批准,由重医中医药学院、重庆市中医院、重庆市中药研究院、重庆市药植所整合资源,组建为重庆中医药学院。

医学类本科专业及年度毕业生数:中医学、针灸推拿学、中医骨伤科学、中西医临床医学、中药学、中药制药。

通过认证的专业及认证时间:(暂无)

医学类博士/硕士学位授权一级学科:(暂无)

医学类专业学位类别:(暂无)

近两届国家级教学成果奖获奖成果:(暂无)

直属附属医院:重庆中医药学院附属第一医院(重庆市中医院)*

官方网站网址:https://www.cqctcm.edu.cn

四 川 省

四川省共有9所本科医学院校,其中2所可培养医学博士,3所进入国家"双一流"建设行列;共拥有18所直属附属医院,其中12所是国家级住院医师规范化培训基地;2022年共有临床医学类和中医学类本科毕业生7535人。四川省平均每千人口拥有执业(助理)医师3.08人。

四川大学华西医学中心

【自主划线/双一流/保研】

院校所在地:四川省成都市

历史沿革:1910年,美国、英国、加拿大的五个教会组织在成都创办华西协合大学;1914年,设置医科。1951年,由人民政府接办,更名为华西大学;1953年改称四川医学院;1985年更名为华西医科大学。2000年,华西医科大学与四川大学合并,成为四川大学华西医学中心。

医学类本科专业及年度毕业生数:☆基础医学、☆临床医学(含八年制)、☆口腔医学、口腔医学(5+3)、预防医学、食品卫生与营养学、☆药学、临床药学、☆法医学、医学检验技术、医学影像技术、眼视光学、康复治疗学、口腔医学技术、卫生检验与检疫、☆护理学。2022年毕业医学类专业本科生1340人,其中临床医学类340人。

通过认证的专业及认证时间:口腔医学(2014年)、临床医学(2018年)、药

学(2021年)、护理学(2023年)

医学类博士/硕士学位授权一级学科:<u>基础医学</u>、<u>临床医学</u>、<u>口腔医学</u>、<u>公共</u><u>卫生与预防医学</u>、<u>中西医结合</u>、<u>药学</u>、<u>特种医学</u>、<u>护理学</u>

医学类专业学位类别:公共卫生硕士、护理硕士、药学硕士、临床医学博士/硕士、口腔医学博士/硕士、医学技术博士/硕士①

近两届国家级教学成果奖获奖成果:

(1)"新医科引领,'口腔医学＋'卓越人才培养模式的创新与实践"(2022年,二等奖)

(2)"重融合　强实践　促创新——一流卫生检验本科人才培养模式的改革与实践"(2022年,二等奖)

(3)"医教研协同,'两个递进'推进卓越医学创新人才培养的川大华西实践"(2022年,二等奖)

(4)"医工融合跨界人才'五维五贯'培养模式的探索与实践"(2022年,二等奖)

直属附属医院:四川大学华西医院*、四川大学华西第二医院*、四川大学华西口腔医院*、四川大学华西第四医院

官方网站网址:https://wcums.scu.edu.cn

成都中医药大学

【双一流/保研】

院校所在地:四川省成都市

历史沿革:1956年,成都中医学院创建。1995年,更名为成都中医药大学。2006年,四川生殖卫生学院、四川省卫生管理干部学院并入成都中医药大学。

医学类本科专业及年度毕业生数:临床医学、预防医学、食品卫生与营养学、☆中医学、☆针灸推拿学、☆藏医学、中医学(5＋3)、中医养生学、中医儿科学、中医骨伤科学、中医康复学、☆中西医临床医学、药学、药物制剂、☆中药学、

---

① 四川大学另设医学技术学(9902)博士学位授权交叉学科。

中药资源与开发、藏药学、医学检验技术、眼视光学、康复治疗学、卫生检验与检疫、智能医学工程、☆护理学、助产学。2022 年毕业医学类专业本科生 3 272 人,其中临床医学类 452 人,中医学类 992 人。

通过认证的专业及认证时间:中医学(2023 年)、护理学(2019 年)、临床医学(2020 年)、中药学(2022 年)

医学类博士/硕士学位授权一级学科:临床医学、公共卫生与预防医学、中医学、中西医结合、中药学、护理学

医学类专业学位类别:临床医学硕士、护理硕士、中药硕士、中医博士/硕士

近两届国家级教学成果奖获奖成果:

(1)"中药学三类型多元化人才培养模式的构建与实践"(2018 年,二等奖)

(2)"中药学'本硕博'贯通式拔尖创新人才培养模式的构建与实践"(2022 年,二等奖)

(3)"中医药院校'一协同三融合'创新创业教育体系的构建与实践"(2022 年,二等奖)

直属附属医院:成都中医药大学附属医院(四川省中医院)*、成都中医药大学第二附属医院、成都中医药大学第三附属医院、成都中医药大学附属眼科医院

官方网站网址:https://www.cdutcm.edu.cn

西南医科大学

【保研】

院校所在地:四川省泸州市

历史沿革:西南医科大学的前身是创建于 1951 年的西南区川南医士学校,1959 年升格为泸州医学专科学校,1978 年升格为本科院校并更名为泸州医学院。2015 年 4 月,更名为四川医科大学;2015 年 12 月,更名为西南医科大学。

医学类本科专业及年度毕业生数:基础医学、☆临床医学、☆麻醉学、医学影像学、精神医学、儿科学、口腔医学、预防医学、食品卫生与营养学、中医学、☆

中西医临床医学、药学、临床药学、中药学、医学检验技术、医学影像技术、眼视光学、康复治疗学、卫生检验与检疫、智能医学工程、护理学。2022年毕业医学类专业本科生3 427人，其中临床医学类1 645人，中医学类444人。

通过认证的专业及认证时间:护理学(2018年)、临床医学(2019年)、中医学(2023年)

医学类博士/硕士学位授权一级学科:基础医学、临床医学、口腔医学、中医学、中西医结合、药学、中药学、护理学

医学类专业学位类别:口腔医学硕士、公共卫生硕士、护理硕士、药学硕士、中医硕士、临床医学博士/硕士

近两届国家级教学成果奖获奖成果:(暂无)

直属附属医院:西南医科大学附属医院*、西南医科大学附属中医医院*、西南医科大学附属口腔医院*、西南医科大学附属第四医院

官方网站网址:https://www.swmu.edu.cn

川北医学院

院校所在地:四川省南充市

历史沿革:川北医学院的前身是创建于1951年的西南区川北医士学校，1965年升格为南充医学专科学校。1985年升格更名为川北医学院。

医学类本科专业及年度毕业生数:临床医学、麻醉学、☆医学影像学、眼视光医学、精神医学、口腔医学、预防医学、中西医临床医学、药学、临床药学、法医学、医学检验技术、医学影像技术、眼视光学、听力与言语康复学、康复物理治疗、智能医学工程、护理学、助产学。2022年毕业医学类专业本科生3 907人，其中临床医学类2 046人，中医学类166人。

通过认证的专业及认证时间:临床医学(2018年)

医学类博士/硕士学位授权一级学科:基础医学、临床医学、药学

医学类专业学位类别:临床医学硕士、口腔医学硕士、公共卫生硕士、护理硕士、中医硕士、医学技术硕士

近两届国家级教学成果奖获奖成果:(暂无)

直属附属医院:川北医学院附属医院*

官方网站网址:https://www.nsmc.edu.cn

成都医学院

院校所在地:四川省成都市

历史沿革:成都医学院的前身可追溯到 1948 年创建的豫皖苏军区卫生学校,1974 年定址成都市天回镇,命名为成都军区军医学校,1993 年升格为中国人民解放军成都医学高等专科学校;1999 年更名为第三军医大学成都军医学院。2004 年 8 月,学校移交四川省,定名为成都医学院。

医学类本科专业及年度毕业生数:临床医学、麻醉学、医学影像学、儿科学、预防医学、中医学、药学、药物制剂、中药学、医学检验技术、康复治疗学、卫生检验与检疫、智能医学工程、护理学。2022 年毕业医学类专业本科生 2 247 人,其中临床医学类 858 人。

通过认证的专业及认证时间:临床医学(2015 年)

医学类博士/硕士学位授权一级学科:基础医学、临床医学

医学类专业学位类别:临床医学硕士、公共卫生硕士、护理硕士、药学硕士、医学技术硕士

近两届国家级教学成果奖获奖成果:(暂无)

直属附属医院:成都医学院第一附属医院*

官方网站网址:https://www.cmc.edu.cn

成都体育学院运动医学与健康学院

【保研】

院校所在地:四川省成都市

历史沿革:成都体育学院的前身系四川省立体育专科学校,1950 年更名为成都体育专科学校,1956 年更名为成都体育学院。1958 年和 1960 年,成都体

育学院建立了附属体育医院和运动保健系。2016 年,成都体育学院组建了运动医学与健康学院。

医学类本科专业及年度毕业生数:☆中医学、中医骨伤科学、康复治疗学。2022 年毕业医学类专业本科生 181 人,其中中医学类 119 人。

通过认证的专业及认证时间:中医学(2019 年)

医学类博士/硕士学位授权一级学科:临床医学、中西医结合

医学类专业学位类别:中医硕士

近两届国家级教学成果奖获奖成果:(暂无)

直属附属医院:成都体育学院附属体育医院

官方网站网址:https://ydyxx.cdsu.edu.cn

成都大学(医科)①

院校所在地:四川省成都市

历史沿革:成都大学始建于 1978 年。1983 年,停办本科,改办专科。2003 年,升格为本科院校,更名为成都学院。2006 年,成都教育学院、成都幼儿师范学校、成都卫生学校(创建于 1952 年)并入成都学院。2013 年,中国医药集团总公司属下的四川抗菌素工业研究所整体划转成都学院。2018 年,成都学院更名为成都大学。

医学类本科专业及年度毕业生数:临床医学、药学、医学检验技术、口腔医学技术、护理学。2022 年毕业医学类专业本科生 469 人,其中临床医学类 92 人。

通过认证的专业及认证时间:临床医学(2020 年)

医学类博士/硕士学位授权一级学科:基础医学、药学

医学类专业学位类别:护理硕士、药学硕士

近两届国家级教学成果奖获奖成果:(暂无)

直属附属医院:成都大学附属医院*

---

① 成都大学医科相关院系有基础医学院、临床医学院、护理学院、药学院。

官方网站网址:https://www.cdu.edu.cn

攀枝花学院(医科)①

院校所在地:四川省攀枝花市

历史沿革:攀枝花学院医科的前身是四川省攀枝花卫生学校,始建于 1972 年,时称"四川省渡口卫生学校"。1998 年,攀枝花卫生学校并入攀枝花大学,成立攀枝花大学医学系。2001 年,攀枝花大学改建为本科院校并更名为攀枝花学院。2006 年,攀枝花学院医学院成立。

医学类本科专业及年度毕业生数:临床医学、康复治疗学、护理学。2022 年毕业医学类专业本科生 508 人,其中临床医学类 341 人。

通过认证的专业及认证时间:临床医学(2020 年)

医学类博士/硕士学位授权一级学科:(暂无)

医学类专业学位类别:(暂无)

近两届国家级教学成果奖获奖成果:(暂无)

直属附属医院:攀枝花学院附属医院(攀枝花市中西医结合医院)*

官方网站网址:https://www.pzhu.cn

电子科技大学医学院②

【自主划线/双一流/保研】

院校所在地:四川省成都市

历史沿革:2013 年,电子科技大学与四川省人民医院签约,合作共建医学院。

医学类本科专业及年度毕业生数:临床医学、护理学。2022 年毕业医学类

---

① 攀枝花学院医科相关学院有医学院、康养学院。

② 该校医学院在沙河校区办学。

专业本科生 53 人,其中临床医学类 40 人。

通过认证的专业及认证时间:(暂无)

医学类博士/硕士学位授权一级学科:临床医学、口腔医学

医学类专业学位类别:临床医学硕士、护理硕士、药学硕士

近两届国家级教学成果奖获奖成果:(暂无)

直属附属医院:电子科技大学附属医院(四川省人民医院)*

官方网站网址:https://www.med.uestc.edu.cn

贵 州 省

贵州省共有6所本科医学院校(其中3所是独立学院),其中2所可培养医学博士;共拥有14所直属附属医院,其中8所是国家级住院医师规范化培训基地;2022年共有临床医学类和中医学类本科毕业生5 072人。贵州省平均每千人口拥有执业(助理)医师2.84人。

贵州医科大学

【保研】

院校所在地:贵州省贵阳市

历史沿革:贵州医科大学成立于1938年,原名国立贵阳医学院。1950年划归贵州省政府管理,更名为贵阳医学院,2015年更名为贵州医科大学。

医学类本科专业及年度毕业生数:基础医学、☆临床医学、麻醉学、医学影像学、眼视光医学、精神医学、儿科学、口腔医学、☆预防医学、食品卫生与营养学、妇幼保健医学、☆药学、药物制剂、临床药学、药事管理、中药学、法医学、☆医学检验技术、医学实验技术、医学影像技术、康复治疗学、卫生检验与检疫、智能医学工程、智能影像工程、护理学、助产学。2022年毕业医学类专业本科生4 103人,其中临床医学类1 787人。

通过认证的专业及认证时间:临床医学(2016年)、护理学(2017年)、药学(2018年)

医学类博士/硕士学位授权一级学科: <u>基础医学</u>、临床医学、口腔医学、<u>公共卫生与预防医学</u>、中西医结合、<u>药学</u>、护理学

医学类专业学位类别: 口腔医学硕士、公共卫生硕士、护理硕士、药学硕士、临床医学博士/硕士

近两届国家级教学成果奖获奖成果:（暂无）

直属附属医院: 贵州医科大学附属医院*、贵州医科大学第二附属医院*、贵州医科大学第三附属医院*、贵州医科大学附属肿瘤医院、贵州医科大学附属白云医院、贵州医科大学附属乌当医院、贵州医科大学附属口腔医院*

官方网站网址: https://www.gmc.edu.cn

贵州中医药大学

【保研】

院校所在地: 贵州省贵阳市

历史沿革: 1965年,贵阳医学院祖国医学系、贵阳市中医医院、贵州省卫生干部进修学校、贵州省中医研究所等单位合并成立贵阳中医学院。2018年,更名为贵州中医药大学。

医学类本科专业及年度毕业生数: 食品卫生与营养学、中医学、☆针灸推拿学、中医学(5＋3)、中医养生学、中医儿科学、中医骨伤科学、中医康复学、☆中西医临床医学、药学、☆药物制剂、☆中药学、中药资源与开发、中药制药、中草药栽培与鉴定、医学检验技术、医学实验技术、卫生检验与检疫、康复治疗学、护理学。2022年毕业医学类专业本科生2519人,其中中医学类894人。

通过认证的专业及认证时间: 中药学(2017年)、中医学(2018年)、护理学(2023年)

医学类博士/硕士学位授权一级学科: <u>中医学</u>、中西医结合、<u>中药学</u>、护理学

医学类专业学位类别: 公共卫生硕士、护理硕士、中药硕士、中医博士/硕士

近两届国家级教学成果奖获奖成果:（暂无）

直属附属医院: 贵州中医药大学第一附属医院(贵州省中医院)*、贵州中医药大学第二附属医院(贵州省中西医结合医院)*、贵州中医药大学大学城

医院

官方网站网址：https://www.gzy.edu.cn

遵义医科大学

【保研】

院校所在地：贵州省遵义市、广东省珠海市

历史沿革：遵义医科大学的前身是创建于 1947 年的关东医学院。1949年，关东医学院并入新成立的大连大学；1950 年大连大学撤销后，独立为大连医学院，成为五年制医科高校。1969 年，大连医学院迁至遵义，更名为遵义医学院。2018 年，遵义医学院更名为遵义医科大学。2022 年，成立珠海校区。

医学类本科专业及年度毕业生数：基础医学、☆临床医学、☆麻醉学、医学影像学、眼视光医学、精神医学、儿科学、☆口腔医学、预防医学、药学、药物制剂、临床药学、中药学、法医学、医学检验技术、医学影像技术、康复治疗学、口腔医学技术、听力与言语康复学、智能医学工程、☆护理学、助产学。2022 年毕业医学类专业本科生 2 641 人，其中临床医学类 1 303 人。

通过认证的专业及认证时间：口腔医学（2014 年）、临床医学（2018 年）、护理学（2019 年）

医学类博士/硕士学位授权一级学科：基础医学、临床医学、口腔医学、公共卫生与预防医学、药学、护理学

医学类专业学位类别：口腔医学硕士、护理硕士、药学硕士、临床医学博士/硕士

近两届国家级教学成果奖获奖成果：

（1）"以提升岗位胜任能力为核心的麻醉学人才培养模式创新与实践"（2018 年，二等奖）

（2）"创建医教、校地、家校全科医学协同育人模式　培养扎根西部医学人才十年实践"（2022 年，一等奖）

直属附属医院：遵义医科大学附属医院*、遵义医科大学第二附属医院、遵义医科大学第三附属医院、遵义医科大学附属口腔医院*、遵义医科大学第五

附属(珠海)医院

官方网站网址:https://www.zmu.edu.cn

遵义医科大学医学与科技学院#

院校所在地:贵州省遵义市

历史沿革:遵义医科大学医学与科技学院创建于 2001 年,现由高科教育科技(北京)有限公司与遵义医科大学联合举办。

医学类本科专业及年度毕业生数:临床医学、麻醉学、口腔医学、药学、药物制剂、法医学、医学检验技术、康复治疗学、口腔医学技术、智能医学工程、护理学。2022 年毕业医学类专业本科生 3 000 人,其中临床医学类 773 人。

官方网站网址:https://mts.zmu.edu.cn

贵州医科大学神奇民族医药学院#

院校所在地:贵州省贵阳市

历史沿革:贵州医科大学(原贵阳医学院)神奇民族医药学院是由贵州医科大学(原贵阳医学院)和贵州神奇集团联合举办,2004 年经教育部批准成立的独立学院。

医学类本科专业及年度毕业生数:临床医学、麻醉学、口腔医学、食品卫生与营养学、药学、医学检验技术、医学影像技术、康复治疗学、护理学。2022 年毕业医学类专业本科生 1 290 人,其中临床医学类 175 人。

官方网站网址:https://www.gysqxy.edu.cn

贵州中医药大学时珍学院#

院校所在地:贵州省贵阳市

历史沿革:学院于 2001 年由贵州省人民政府批准设立,同年开始面向全国招生。2004 年获教育部确认为独立学院。

医学类本科专业及年度毕业生数:中医学、针灸推拿学、中西医临床医学、药物制剂、中药学、医学检验技术、康复治疗学、护理学。2022 年毕业医学类专业本科生 140 人,其中中医学类 140 人。

官方网站网址:https://www.gzyszxy.cn

云　南　省

云南省共有 8 所本科医学院校(其中 1 所是独立学院),其中 3 所可培养医学博士,1 所进入国家"双一流"建设行列;共拥有 10 所直属附属医院,其中 6 所是国家级住院医师规范化培训基地;2022 年共有临床医学类和中医学类本科毕业生 4 802 人。云南省平均每千人口拥有执业(助理)医师 2.82 人。

昆明医科大学

【保研】

院校所在地:云南省昆明市

历史沿革:昆明医科大学的前身是 1933 年成立的云南省立东陆大学医学专修科,1937 年改称云南大学医学院,1956 年独立建院并更名为昆明医学院。2010 年,云南医学高等专科学校并入昆明医学院。2012 年,昆明医学院更名为昆明医科大学。

医学类本科专业及年度毕业生数:☆临床医学、麻醉学、医学影像学、眼视光医学、精神医学、儿科学、☆口腔医学、预防医学、食品卫生与营养学、☆药学、药物制剂、临床药学、☆法医学、医学检验技术、医学实验技术、医学影像技术、眼视光学、康复治疗学、卫生检验与检疫、听力与言语康复学、康复物理治疗、康复作业治疗、护理学、助产学。2022 年毕业医学类专业本科生 2 955 人,其中临床医学类 1 566 人。

通过认证的专业及认证时间:临床医学(2019 年)、口腔医学(2013 年)、药学(2016 年)、护理学(2019 年)

医学类博士/硕士学位授权一级学科:<u>基础医学</u>、<u>临床医学</u>、<u>口腔医学</u>、<u>公共卫生与预防医学</u>、<u>药学</u>、<u>护理学</u>

医学类专业学位类别:公共卫生硕士、护理硕士、药学硕士、临床医学博士/硕士、口腔医学博士/硕士、医学技术硕士

近两届国家级教学成果奖获奖成果:(暂无)

直属附属医院:昆明医科大学第一附属医院*、昆明医科大学第二附属医院*、昆明医科大学第三附属医院、昆明医科大学附属口腔医院*

官方网站网址:https://www.kmmc.cn

云南中医药大学

院校所在地:云南省昆明市

历史沿革:1953 年,昆明中医进修学校成立。1958 年,改为云南省中医学校;1960 年,在中医学校基础上成立云南中医学院。2018 年更名为云南中医药大学。

医学类本科专业及年度毕业生数:☆中医学、针灸推拿学、傣医学、中医养生学、中医儿科学、中医骨伤科学、中医康复学、中西医临床医学、药学、药物制剂、☆中药学、中药资源与开发、中草药栽培与鉴定、康复治疗学、护理学。2022 年毕业医学类专业本科生 2 524 人,其中中医学类 1 206 人。

通过认证的专业及认证时间:中医学(2013 年)、中药学(2015 年)

医学类博士/硕士学位授权一级学科:<u>中医学</u>、中西医结合、药学、中药学

医学类专业学位类别:护理硕士、药学硕士、中药硕士、中医硕士

近两届国家级教学成果奖获奖成果:(暂无)

直属附属医院:云南中医药大学第一附属医院(云南省中医医院)*、云南中医药大学第二附属医院(云南省血栓病医院)

官方网站网址:https://www.ynucm.edu.cn

大理大学（医科）①

院校所在地：云南省大理市

历史沿革：1982 年，大理医学院成立。2001 年，大理医学院、大理师范高等专科学校合并组建成大理学院。2015 年，更名为大理大学。

医学类本科专业及年度毕业生数：临床医学、医学影像学、眼视光医学、儿科学、口腔医学、预防医学、☆药学、药物制剂、临床药学、医学检验技术、医学影像技术、康复治疗学、卫生检验与检疫、智能医学工程、☆护理学。2022 年毕业医学类专业本科生 1621 人，其中临床医学类 815 人。

通过认证的专业及认证时间：临床医学（2017 年）

医学类博士/硕士学位授权一级学科：基础医学、临床医学、公共卫生与预防医学、药学

医学类专业学位类别：临床医学硕士、公共卫生硕士、护理硕士、药学硕士

近两届国家级教学成果奖获奖成果：（暂无）

直属附属医院：大理大学第一附属医院（云南省第四人民医院）*、云南省第三人民医院（大理大学第二附属医院）

官方网站网址：https://www.dali.edu.cn

昆明理工大学医学部

【保研】

院校所在地：云南省昆明市

历史沿革：昆明理工大学于 2011 年成立医学院，2023 年设立医学部。

医学类本科专业及年度毕业生数：临床医学、护理学。2022 年毕业医学类

---

① 大理大学医科相关院系有基础医学院、临床医学院、公共卫生学院、护理学院、药学与化学学院。

专业本科生 100 人,其中临床医学类 100 人。

通过认证的专业及认证时间:临床医学(2020 年)

医学类博士/硕士学位授权一级学科:基础医学、临床医学、药学

医学类专业学位类别:临床医学硕士

近两届国家级教学成果奖获奖成果:(暂无)

直属附属医院:云南省第一人民医院*

官方网站网址:https://med.kmust.edu.cn

云南大学(医科)①

【双一流/保研】

院校所在地:云南省昆明市

历史沿革:2000 年,云南大学成立药学院;2011 年,云南大学恢复重建医学院。2021 年经教育部批准设立临床医学本科专业。

医学类本科专业及年度毕业生数:临床医学、药学

通过认证的专业及认证时间:(暂无)

医学类博士/硕士学位授权一级学科:药学

医学类专业学位类别:(暂无)

近两届国家级教学成果奖获奖成果:(暂无)

直属附属医院:云南大学附属医院(云南省第二人民医院、云南省眼科医院)

官方网站网址:https://www.medicine.ynu.edu.cn

昆明学院医学院

院校所在地:云南省昆明市

历史沿革:昆明学院医学院的前身是成立于 1972 年的昆明市卫生学校,

---

① 云南大学医科相关学院包括医学院、药学院。

2009 年并入昆明学院。

医学类本科专业及年度毕业生数:临床医学、药学、医学检验技术、康复治疗学、护理学。2022 年毕业医学类专业本科生 457 人。

通过认证的专业及认证时间:(暂无)

医学类博士/硕士学位授权一级学科:(暂无)

医学类专业学位类别:(暂无)

近两届国家级教学成果奖获奖成果:(暂无)

直属附属医院:(暂无)

官方网站网址:https://yxy.kmu.edu.cn

滇西应用技术大学傣医药学院

院校所在地:云南省西双版纳州

历史沿革:2017 年,经教育部批准,滇西应用技术大学正式成立。傣医药学院是该校的一个特色学院。

医学类本科专业及年度毕业生数:傣医学、中药学、中草药栽培与鉴定、康复治疗学、护理学。2022 年毕业医学类专业本科生 381 人,其中中医学类51 人。

通过认证的专业及认证时间:(暂无)

医学类博士/硕士学位授权一级学科:(暂无)

医学类专业学位类别:(暂无)

近两届国家级教学成果奖获奖成果:(暂无)

直属附属医院:(暂无)

官方网站网址:https://dyy.wyuas.edu.cn

昆明医科大学海源学院#

院校所在地:云南省昆明市

历史沿革：昆明医科大学海源学院是昆明医科大学联合昆明富达发展实业集团，于 2001 年 6 月经云南省教育厅批准创办，2004 年通过教育部审核确认的独立学院。

医学类本科专业及年度毕业生数：临床医学、口腔医学、运动与公共健康、药学、中药学、医学检验技术、医学实验技术、医学影像技术、眼视光学、康复治疗学、卫生检验与检疫、护理学、助产学。2022 年毕业医学类专业本科生 4 084 人，其中临床医学类 1 064 人。

官方网站网址：http://www.kyhyxy.com

西藏自治区

西藏自治区共有 3 所本科医学院校,其中 1 所可培养医学博士,1 所进入国家"双一流"建设行列;共拥有 3 所直属附属医院;2022 年共有临床医学类和中医学类本科毕业生 601 人。西藏自治区平均每千人口拥有执业(助理)医师 3.04 人。

西藏大学医学院①

【双一流/保研】

院校所在地:西藏自治区拉萨市

历史沿革:西藏大学医学院的前身是西藏自治区卫生学校,创建于 1972 年 9 月,后历经西藏医学院(1978 年)、西藏自治区综合卫生学校(1982 年)和西藏大学医学专科学校(1995 年)几个发展阶段。2001 年经西藏自治区人民政府批准,原西藏大学医学专科学校与西藏民族学院原医学系合并成立西藏大学医学院。

医学类本科专业及年度毕业生数:☆临床医学、口腔医学、预防医学、药学、护理学。2022 年毕业医学类专业本科生 290 人,其中临床医学类 145 人。

通过认证的专业及认证时间:(暂无)

---

① 西藏大学医学院是西藏自治区人民政府、国家卫生健康委员会和教育部共建的医学院。

医学类博士/硕士学位授权一级学科:基础医学、药学

医学类专业学位类别:临床医学硕士、公共卫生硕士

近两届国家级教学成果奖获奖成果:(暂无)

直属附属医院:西藏大学第一附属医院(西藏自治区第二人民医院)

官方网站网址:https://yxy.utibet.edu.cn

西藏藏医药大学

院校所在地:西藏自治区拉萨市

历史沿革:西藏藏医药大学的前身是 1989 年 9 月成立的西藏大学藏医学院;1993 年 2 月在西藏大学藏医学院基础上成立了药王山藏医学院,2001 年更名为西藏藏医学院,2018 年更名为西藏藏医药大学。

医学类本科专业及年度毕业生数:☆藏医学、中西医临床医学、☆藏药学、中药制药、护理学。2022 年毕业医学类专业本科生 288 人,其中中医学类 220 人。

通过认证的专业及认证时间:(暂无)

医学类博士/硕士学位授权一级学科:中医学、中药学

医学类专业学位类别:中医硕士

近两届国家级教学成果奖获奖成果:(暂无)

直属附属医院:西藏藏医药大学附属医院

官方网站网址:http://www.ttmc.edu.cn

西藏民族大学医学部

【保研】

院校所在地:陕西省咸阳市

历史沿革:西藏民族大学医学部的前身是西藏民族学院医学系,始建于 20 世纪 60 年代初期。1983 年经西藏自治区及国家主管部门批准,具有学士学位

授予权。2010 年更名为西藏民族学院医学院。2015 年,西藏民族学院更名西藏民族大学。同年,学校组建医学部。

医学类本科专业及年度毕业生数:临床医学、医学检验技术、康复治疗学、护理学。2022 年毕业医学类专业本科生 293 人,其中临床医学类 236 人。

通过认证的专业及认证时间:(暂无)

医学类博士/硕士学位授权一级学科:基础医学

医学类专业学位类别:临床医学硕士、护理硕士

近两届国家级教学成果奖获奖成果:(暂无)

直属附属医院:西藏民族大学附属医院

官方网站网址:https://www1. xzmu. edu. cn/yxy

陕 西 省

陕西省共有6所本科医学院校,其中3所可培养医学博士,3所进入国家"双一流"建设行列;共拥有16所直属附属医院,其中10所是国家级住院医师规范化培训基地;2022年共有临床医学类和中医学类本科毕业生3637人。陕西省平均每千人口拥有执业(助理)医师3.18人。

西安交通大学医学部

【自主划线/双一流/保研】

院校所在地:陕西省西安市

历史沿革:西安交通大学医学部的前身是成立于1928年的国立北平大学医学院。1937年,北平大学医学院部分师生迁至西安,成立西安临时大学医学院。1946年,学校更名为国立西北大学医学院,1950年改称为西北医学院,1956年改称西安医学院,1985年更名为西安医科大学。2000年4月西安医科大学与西安交通大学、陕西财经学院三校合并,更名为西安交通大学医学院。2012年,西安交通大学组建西安交通大学医学部。

医学类本科专业及年度毕业生数:基础医学、临床医学[①]、医学影像学、临床医学(5+3)、口腔医学、预防医学、药学、临床药学、法医学、医工学、护理学。

---

① 临床医学专业设有八年本博连读的"侯宗濂医学实验班"。

2022 年毕业医学类专业本科生 593 人,其中临床医学类 412 人。

通过认证的专业及认证时间:口腔医学(2011 年)、护理学(2012 年)、临床医学(2018 年)

医学类博士/硕士学位授权一级学科:基础医学、临床医学、口腔医学、公共卫生与预防医学、药学、护理学

医学类专业学位类别:公共卫生硕士、护理硕士、药学硕士、临床医学博士/硕士、口腔医学博士/硕士

近两届国家级教学成果奖获奖成果:

(1)"创建中国特色法医学教学新体系,培养国家亟需法医专门人才"(2014 年,二等奖)

(2)"临床牵引,知识重构,模式创新,医工交叉复合型研究生培养体系的创建与实践"(2022 年,二等奖)

(3)"创新育人理念,创建整合课程,创立'全融合沉浸式'临床医学人才培养体系"(2022 年,二等奖)

直属附属医院:西安交通大学第一附属医院*、西安交通大学第二附属医院*、西安交通大学口腔医院*

官方网站网址:https://www.med.xjtu.edu.cn

空军军医大学(第四军医大学)

【双一流】

院校所在地:陕西省西安市

历史沿革:空军军医大学(第四军医大学)的前身为八路军晋西北军区卫生学校,创建于 1941 年;1948 年 11 月进驻西安,先后更名为西北军区人民医学院、中国人民解放军第一军医学院。1952 年 10 月,命名为中国人民解放军第四军医大学。1954 年 7 月,原第四军医大学和原第五军医大学合并为第四军医大学。2017 年转隶空军,原空军航空医学研究所并入后组建空军军医大学。

医学类本科专业及年度毕业生数:基础医学、临床医学(含八年制)、医学心理学、口腔医学(含八年制)、预防医学、药学、护理学。

通过认证的专业及认证时间：(暂无)

医学类博士/硕士学位授权一级学科：<u>基础医学</u>、<u>临床医学</u>、<u>口腔医学</u>、<u>公共卫生与预防医学</u>、<u>药学</u>、<u>中药学</u>、<u>特种医学</u>、<u>护理学</u>

医学类专业学位类别：公共卫生硕士、护理硕士、药学硕士、中药硕士、临床医学博士/硕士、口腔医学博士/硕士

近两届国家级教学成果奖获奖成果：(暂无)

直属附属医院：空军军医大学第一附属医院(西京医院)*、空军军医大学第二附属医院(唐都医院)*、空军军医大学第三附属医院(口腔医院)*、空军第九八六医院

官方网站网址：https://www.fmmu.edu.cn

陕西中医药大学

院校所在地：陕西省咸阳市

历史沿革：陕西中医药大学的前身是 1952 年在西安成立的西北中医进修学校，1953 年改名为陕西省中医进修学校，1959 年升格为陕西中医学院。1961 年迁至咸阳。2015 年，更名为陕西中医药大学。

医学类本科专业及年度毕业生数：临床医学、医学影像学、预防医学、食品卫生与营养学、☆中医学、针灸推拿学、中医儿科学、中医骨伤科学、中医康复学、中西医临床医学、药学、药物制剂、☆中药学、中药资源与开发、中药制药、医学检验技术、康复治疗学、护理学、助产学。2022 年毕业医学类专业本科生 2 301 人，其中临床医学类 507 人，中医学类 1 006 人。

通过认证的专业及认证时间：中医学(2014 年)、临床医学(2020 年)、中药学(2022 年)

医学类博士/硕士学位授权一级学科：临床医学、中医学、中西医结合、药学、中药学

医学类专业学位类别：公共卫生硕士、护理硕士、中药硕士、中医硕士

近两届国家级教学成果奖获奖成果：

"中医研究生'院校＋分层师承'培养模式的构建与实践"(2018 年，二等奖)

直属附属医院:陕西中医药大学附属医院[*]、陕西中医药大学第二附属医院[*]

官方网站网址:https://www.sntcm.edu.cn

延安大学医学院

【保研】

院校所在地:陕西省延安市

历史沿革:1978年,在原延安大学医疗系基础上,另迁新址扩建成立延安医学院。1985年正式招生。1998年8月,延安医学院与延安大学合并组成新延安大学,更名为延安大学医学院。

医学类本科专业及年度毕业生数:临床医学、麻醉学、医学影像学、口腔医学、医学检验技术、护理学。2022年毕业医学类专业本科生549人,其中临床医学类458人。

通过认证的专业及认证时间:临床医学(2020年)

医学类博士/硕士学位授权一级学科:基础医学

医学类专业学位类别:临床医学硕士、护理硕士

近两届国家级教学成果奖获奖成果:(暂无)

直属附属医院:延安大学附属医院[*]

官方网站网址:https://yxy.yau.edu.cn

西安医学院

院校所在地:陕西省西安市

历史沿革:西安医学院的前身是创建于1951年的陕西省卫生学校。1959年省政府设陕西省卫生干部学院建制。1994年改建为陕西医学高等专科学校;2006年2月,经教育部批准,升格为本科院校,更名为西安医学院。

医学类本科专业及年度毕业生数:临床医学、麻醉学、医学影像学、精神医

学、儿科学、口腔医学、预防医学、药学、中药学、医学检验技术、医学影像技术、眼视光学、康复治疗学、护理学、助产学。2022 年毕业医学类专业本科生 2 723 人,其中临床医学类 1 254 人。

通过认证的专业及认证时间:临床医学(2019 年)、护理学(2023 年)

医学类博士/硕士学位授权一级学科:(暂无)

医学类专业学位类别:临床医学硕士

近两届国家级教学成果奖获奖成果:(暂无)

直属附属医院:西安医学院第一附属医院*、西安医学院第二附属医院、西安医学院第三附属医院、西安医学院附属宝鸡医院、西安医学院附属汉江医院

官方网站网址:http://www.xiyi.edu.cn

西北大学生命科学与医学部

【双一流/保研】

院校所在地:陕西省西安市

历史沿革:西北大学生命科学与医学部成立于 2018 年 5 月。

医学类本科专业及年度毕业生数:生物医学科学、临床医学、口腔医学、药学、☆中药学。2022 年毕业医学类专业本科生 15 人。

通过认证的专业及认证时间:(暂无)

医学类博士/硕士学位授权一级学科:基础医学、中药学

医学类专业学位类别:临床医学硕士、中药硕士

近两届国家级教学成果奖获奖成果:(暂无)

直属附属医院:西北大学第一医院(原陕西省第四人民医院)

官方网站网址:https://www.nwu.edu.cn

甘 肃 省

甘肃省共有5所本科医学院校,其中2所可培养医学博士,1所进入国家"双一流"建设行列;共拥有10所直属附属医院,其中7所是国家级住院医师规范化培训基地;2022年共有临床医学类和中医学类本科毕业生3357人。甘肃省平均每千人口拥有执业(助理)医师2.90人。

兰州大学医学部

【自主划线/双一流/保研】

院校所在地:甘肃省兰州市

历史沿革:兰州大学医学教育始于1932年成立的甘肃学院(兰州大学前身)医学专修科;1942年,改为国立西北医学专科学校;1945年,更名为国立西北医学院兰州分院;1946年,并入兰州大学;1954年,再次独立建院,定名为兰州医学院。2004年,又并入兰州大学。2014年,兰州大学组建医学院;2019年,兰州大学医学院更名为兰州大学医学部。

医学类本科专业及年度毕业生数:基础医学、临床医学、麻醉学、医学影像学、儿科学、口腔医学、预防医学、药学、药物制剂、临床药学、中药学、医学检验技术、护理学。2022年毕业医学类专业本科生1072人,其中临床医学类710人。

通过认证的专业及认证时间:临床医学(2019年)、护理学(2021年)

医学类博士/硕士学位授权一级学科:基础医学、临床医学、口腔医学、公共卫生与预防医学、中西医结合、药学

医学类专业学位类别:口腔医学硕士、公共卫生硕士、护理硕士、药学硕士、临床医学博士/硕士

近两届国家级教学成果奖获奖成果:(暂无)

直属附属医院:兰州大学第一医院*、兰州大学第二医院*、兰州大学口腔医院*

官方网站网址:https://ldyxy.lzu.edu.cn

甘肃中医药大学

【保研】

院校所在地:甘肃省兰州市

历史沿革:1978年,甘肃中医学院成立。2015年,更名为甘肃中医药大学。

医学类本科专业及年度毕业生数:临床医学、医学影像学、预防医学、中医学、☆针灸推拿学、藏医学、中医学(5+3)、中医骨伤科学、中医康复学、☆中西医临床医学、药学、药物制剂、中药学、中药资源与开发、藏药学、中药制药、☆中草药栽培与鉴定、医学检验技术、医学影像技术、康复治疗学、卫生检验与检疫、智能医学工程、护理学、助产学。2022年毕业医学类专业本科生2 448人,其中临床医学类547人,中医学类1 074人。

通过认证的专业及认证时间:中医学(2013年)、临床医学(2020年)

医学类博士/硕士学位授权一级学科:临床医学、中医学、中西医结合、中药学

医学类专业学位类别:临床医学硕士、公共卫生硕士、护理硕士、药学硕士、中药硕士、中医硕士

近两届国家级教学成果奖获奖成果:(暂无)

直属附属医院:甘肃中医药大学第一附属医院(甘肃省中医院)*、甘肃中医药大学附属医院*

官方网站网址:https://www.gszy.edu.cn

西北民族大学医学部

【保研】

院校所在地:甘肃省兰州市

历史沿革:西北民族大学的前身是创建于 1950 年的西北民族学院。该校医科的前身是 1956 年成立的西北民族学院医务班。1979 年,西北民族学院开始招收医学本科生;2000 年,成立医学院。2003 年,西北民族学院更名为西北民族大学。2020 年,西北民族大学成立医学部。

医学类本科专业及年度毕业生数:临床医学、口腔医学、医学检验技术、护理学。2022 年毕业医学类专业本科生 403 人,其中临床医学类 193 人。

通过认证的专业及认证时间:临床医学(2015 年)、口腔医学(2013 年)

医学类博士/硕士学位授权一级学科:(暂无)

医学类专业学位类别:临床医学硕士

近两届国家级教学成果奖获奖成果:(暂无)

直属附属医院:西北民族大学附属医院(甘肃省第二人民医院)*、西北民族大学口腔医院

官方网站网址:https://www.xbmu.edu.cn

河西学院医学院

院校所在地:甘肃省张掖市

历史沿革:2001 年 5 月,经教育部批准,在原张掖师范高等专科学校的基础上成立河西学院。2003 年 4 月,张掖地区卫生学校升格为张掖医学高等专科学校。2014 年 3 月,经教育部批准,张掖医学高等专科学校并入河西学院。

医学类本科专业及年度毕业生数:临床医学、针灸推拿学、药学、医学影像技术、康复治疗学、护理学、助产学。2022 年毕业医学类专业本科生 1 185 人,其中临床医学类 193 人。

通过认证的专业及认证时间:(暂无)

医学类博士/硕士学位授权一级学科:(暂无)

医学类专业学位类别:(暂无)

近两届国家级教学成果奖获奖成果:(暂无)

直属附属医院:河西学院附属张掖人民医院*

官方网站网址:http://yxy.hxu.edu.cn

甘肃医学院

院校所在地:甘肃省平凉市

历史沿革:甘肃医学院的前身是始建于 1958 年的甘肃省平凉地区卫生学校,2003 年升格为平凉医学高等专科学校,2015 年经教育部批准升格为医学本科院校,命名为甘肃医学院。

医学类本科专业及年度毕业生数:临床医学、儿科学、预防医学、针灸推拿学、药学、中药学、医学检验技术、康复治疗学、护理学、助产学。2022 年毕业医学类专业本科生 1842 人,其中临床医学类 640 人。

通过认证的专业及认证时间:(暂无)

医学类博士/硕士学位授权一级学科:(暂无)

医学类专业学位类别:(暂无)

近两届国家级教学成果奖获奖成果:(暂无)

直属附属医院:甘肃医学院第一附属医院、甘肃医学院第二附属医院

官方网站网址:https://www.gsmc.edu.cn

青 海 省

　　青海省共有1所本科医学院校,可培养医学博士,进入国家"双一流"建设行列;共拥有1所直属附属医院,是国家级住院医师规范化培训基地;2022年共有临床医学类和中医学类本科毕业生560人。青海省平均每千人口拥有执业(助理)医师3.19人。

青海大学(医科)①

【双一流/保研】

院校所在地:青海省西宁市

历史沿革:1958年9月,青海医学院成立。1995年青海藏医学院并入青海医学院。2004年11月青海医学院与青海大学整合组建为新的青海大学。

医学类本科专业及年度毕业生数:临床医学、麻醉学、医学影像学、口腔医学、☆预防医学、中医学、针灸推拿学、☆藏医学、药学、中药学、藏药学、医学检验技术、康复治疗学、护理学。2022年毕业医学类专业本科生867人,其中临床医学类286人,中医学类274人。

通过认证的专业及认证时间:临床医学(2023年)、中医学(2023年)

医学类博士/硕士学位授权一级学科:基础医学、临床医学、中医学、中西医

---

① 青海大学医科相关学院有:医学院、藏医学院。

结合

医学类专业学位类别:临床医学硕士、公共卫生硕士、护理硕士、药学硕士、中医硕士

近两届国家级教学成果奖获奖成果:

(1)"青藏高原多民族地区医学机能实验平台搭建及实验教学改革与创新实践研究"(2018 年,二等奖)

(2)"从传统教育到当代高等教育新格局,藏医药学本硕博教育教学体系的构建与实践"(2022 年,二等奖)

直属附属医院:青海大学附属医院*

官方网站网址:https://www.qhu.edu.cn

宁夏回族自治区

宁夏回族自治区共有 1 所本科医学院校,可培养医学博士;共拥有 2 所直属附属医院,其中 1 所是国家级住院医师规范化培训基地;2022 年共有临床医学类和中医学类本科毕业生 584 人。宁夏回族自治区平均每千人口拥有执业(助理)医师 3.12 人。

宁夏医科大学①

【保研】

院校所在地:宁夏回族自治区银川市

历史沿革:宁夏医科大学的前身是 1958 年建立的宁夏医学院。1962 年,学校与宁夏师范学院、宁夏农学院合并成立宁夏大学,改称宁夏大学医学系。1972 年,上海铁道医学院搬迁至银川,与宁夏大学医学系合并,重建宁夏医学院。2002 年,宁夏卫生学校、宁夏护士学校并入宁夏医学院。2008 年,学校更名为宁夏医科大学。2014 年,宁夏师范学院医学院并入宁夏医科大学。

医学类本科专业及年度毕业生数:基础医学、☆临床医学、麻醉学、医学影像学、眼视光医学、儿科学、口腔医学、☆预防医学、☆中医学、针灸推拿学、中西

---

① 宁夏医科大学是宁夏回族自治区人民政府、国家卫生健康委员会、教育部共建的医学院校。

医临床医学、☆药学、临床药学、中药学、医学检验技术、康复治疗学、卫生检验与检疫、☆护理学。2022 年毕业医学类专业本科生 1 069 人，其中临床医学类463 人，中医学类 121 人。

通过认证的专业及认证时间：中医学（2010 年）、临床医学（2016 年）、口腔医学（2021 年）、药学（2023 年）

医学类博士/硕士学位授权一级学科：基础医学、临床医学、口腔医学、公共卫生与预防医学、中医学、药学、护理学

医学类专业学位类别：口腔医学硕士、公共卫生硕士、护理硕士、药学硕士、中医硕士、临床医学博士/硕士

近两届国家级教学成果奖获奖成果：

"基于临床前构架'双结合三维四融五步'基础医学实验教学模式的创新与实施"（2022 年，二等奖）

直属附属医院：宁夏医科大学总医院*、宁夏医科大学附属回医中医医院

官方网站网址：https://www.nxmu.edu.cn

新疆维吾尔自治区
（兵团）

新疆维吾尔自治区（生产建设兵团）共有4所本科医学院校，其中1所可培养医学博士，1所进入国家"双一流"建设行列；共拥有8所直属附属医院，其中7所是国家级住院医师规范化培训基地；2022年共有临床医学类和中医学类本科毕业生1431人。新疆维吾尔自治区（兵团）平均每千人口拥有执业（助理）医师2.73人。

新疆医科大学①

【保研】

院校所在地：新疆乌鲁木齐市

历史沿革：新疆医科大学的前身是新疆医学院，始建于1954年；1956年正式成立并开始招生。1998年，新疆医学院与原新疆中医学院合并成立新疆医科大学；2011年成为国家卫生部与自治区共建高校。

医学类本科专业及年度毕业生数：基础医学、☆临床医学、麻醉学、医学影像学、眼视光医学、精神医学、儿科学、临床医学(5＋3)、口腔医学、☆预防医学、☆中医学、☆针灸推拿学、☆维医学、哈医学、中医康复学、中西医临床医学、☆

---

① 新疆维医科大学是新疆维吾尔自治区人民政府、国家卫生健康委员会、教育部共建的医学院校。

药学、临床药学、中药学、法医学、医学检验技术、医学影像技术、康复治疗学、生物医药数据科学、护理学。2022 年毕业医学类专业本科生 2 355 人,其中临床医学类 530 人,中医学类 213 人。

通过认证的专业及认证时间:中医学(2015 年)、口腔医学(2011 年)、临床医学(2020 年)、药学(2018 年)、护理学(2023 年)

医学类博士/硕士学位授权一级学科:<u>基础医学</u>、<u>临床医学</u>、<u>口腔医学</u>、<u>公共卫生与预防医学</u>、中医学、<u>中西医结合</u>、<u>药学</u>、中药学、护理学

医学类专业学位类别:口腔医学硕士、公共卫生硕士、护理硕士、药学硕士、中药硕士、临床医学博士/硕士、中医博士/硕士

近两届国家级教学成果奖获奖成果:(暂无)

直属附属医院:新疆医科大学第一附属医院*、新疆医科大学第二附属医院*、新疆医科大学第三附属医院(新疆维吾尔自治区肿瘤医院)*、新疆医科大学第四附属医院(新疆维吾尔自治区中医医院)*、新疆医科大学第五附属医院*、新疆医科大学第六附属医院(新疆维吾尔自治区骨科医院)、新疆医科大学第七附属医院、新疆医科大学第八附属医院

官方网站网址:https://www.xjmu.edu.cn

石河子大学(医科)①

【双一流/保研】

院校所在地:新疆维吾尔自治区石河子市

历史沿革:1949 年,中国人民解放军第一兵团卫生学校成立;1954 年 10 月,改名为生产建设兵团卫生学校,1959 年 12 月又更名为兵团医学专科学校。1966 年 2 月,更名为兵团医学院。1978 年 10 月,更名为石河子医学院。1996 年,原石河子医学院、农学院、兵团高等经济专科学校、兵团高等师范专科学校合并组建成石河子大学。

医学类本科专业及年度毕业生数:☆临床医学、医学影像学、口腔医学、预

---

① 石河子大学医科相关学院有医学院、药学院。

防医学、药学、临床药学、中药学、医学检验技术、护理学。2022 年毕业医学类专业本科生 871 人,其中临床医学类 377 人。

通过认证的专业及认证时间:临床医学(2018 年)、护理学(2023 年)

医学类博士/硕士学位授权一级学科:基础医学、临床医学、公共卫生与预防医学、药学、护理学

医学类专业学位类别:临床医学硕士、口腔医学硕士、公共卫生硕士、护理硕士、药学硕士

近两届国家级教学成果奖获奖成果:(暂无)

直属附属医院:石河子大学医学院第一附属医院*

官方网站网址:https://www.shzu.edu.cn

新疆第二医学院

院校所在地:新疆克拉玛依市

历史沿革:新疆第二医学院的前身是新疆医科大学厚博学院,成立于 2003 年,2004 年经教育部确认为独立学院。2012 年,经教育部和自治区人民政府批准,新疆医科大学与克拉玛依市采取合作办学的方式共同建设厚博学院。2015 年,厚博学院整体迁建至克拉玛依市。2021 年,经教育部批准,新疆医科大学厚博学院转设为新疆第二医学院。

医学类本科专业及年度毕业生数:临床医学、麻醉学、口腔医学、预防医学、中西医临床医学、药学、医学检验技术、医学影像技术、卫生检验与检疫、智能医学工程、护理学。2022 年毕业医学类专业本科生 757 人,其中临床医学类 251 人,中医学类 60 人。

通过认证的专业及认证时间:(暂无)

医学类博士/硕士学位授权一级学科:(暂无)

医学类专业学位类别:(暂无)

近两届国家级教学成果奖获奖成果:(暂无)

直属附属医院:(暂无)

官方网站网址:https://www.xjsmc.edu.cn

塔里木大学医学院

院校所在地: 新疆阿拉尔市

历史沿革: 2018年,石河子大学医学院(塔里木大学)分院成立。2021年,塔里木大学医学院成立;经教育部批准设立临床医学本科专业并开始招生。

医学类本科专业及年度毕业生数: 临床医学、预防医学。2022年暂无本科毕业生。

通过认证的专业及认证时间: (暂无)

医学类博士/硕士学位授权一级学科: (暂无)

医学类专业学位类别: (暂无)

近两届国家级教学成果奖获奖成果: (暂无)

直属附属医院: 新疆生产建设兵团第一师医院(塔里木大学第一附属医院)*

官方网站网址: https://www.taru.edu.cn

临床医学本科专业分布

表附 1-1 中标★者是"双一流"高校,标○者是经国务院学位委员会批准开设八年制临床医学专业的学校,标△者为开设临床医学"5+3"一体化专业的学校。数据截至 2023 年底。

表附 1-1 临床医学本科专业分布

序号	院校名称	序号	院校名称
1	★北京大学○	14	河北大学
2	★北京协和医学院○	15	河北工程大学
3	首都医科大学△	16	河北医科大学临床学院
4	★清华大学○	17	华北理工大学冀唐学院
5	★天津医科大学△	18	山西医科大学△
6	★南开大学△	19	长治医学院
7	★天津中医药大学	20	山西大同大学
8	★天津大学	21	山西医科大学晋祠学院
9	天津医科大学临床医学院	22	内蒙古医科大学
10	河北医科大学△	23	内蒙古科技大学包头医学院
11	承德医学院	24	内蒙古民族大学
12	河北北方学院	25	赤峰学院
13	华北理工大学	26	中国医科大学△

序号	院校名称	序号	院校名称
27	大连医科大学△	53	南通大学
28	锦州医科大学	54	徐州医科大学
29	沈阳医学院	55	江苏大学
30	大连大学	56	扬州大学
31	辽宁何氏医学院	57	★江南大学
32	锦州医科大学医疗学院	58	南京医科大学康达学院
33	大连医科大学中山学院	59	南通大学杏林学院
34	★吉林大学△	60	★浙江大学○△
35	★延边大学	61	温州医科大学△
36	长春中医药大学	62	浙江中医药大学
37	北华大学	63	★宁波大学
38	吉林医药学院	64	杭州师范大学
39	哈尔滨医科大学△	65	绍兴文理学院
40	佳木斯大学	66	嘉兴大学
41	牡丹江医学院	67	湖州师范学院
42	齐齐哈尔医学院	68	杭州医学院
43	★复旦大学○	69	台州学院
44	★上海交通大学○	70	丽水学院
45	★同济大学△	71	浙大城市学院
46	★海军军医大学○	72	浙江树人学院
47	上海健康医学院	73	嘉兴南湖学院
48	★南京医科大学△	74	温州医科大学仁济学院
49	★南京中医药大学	75	浙江中医药大学滨江学院
50	★南京大学	76	宁波大学科学技术学院
51	★东南大学△	77	杭州师范大学钱江学院
52	★苏州大学△	78	安徽医科大学△

序号	院校名称	序号	院校名称
79	蚌埠医科大学	105	新乡医学院
80	皖南医学院	106	河南中医药大学
81	安徽理工大学	107	★河南大学
82	★中国科学技术大学	108	河南科技大学
83	安徽医科大学临床医学院	109	黄河科技学院
84	福建医科大学△	110	河南开封科技传媒学院
85	福建中医药大学	111	河南理工大学
86	★厦门大学	112	平顶山学院
87	莆田学院	113	新乡医学院三全学院
88	厦门医学院	114	★华中科技大学○
89	华侨大学	115	★武汉大学△
90	★南昌大学	116	湖北医药学院
91	九江学院	117	湖北民族大学
92	赣南医科大学	118	三峡大学
93	宜春学院	119	长江大学
94	井冈山大学	120	武汉科技大学
95	南昌医学院	121	江汉大学
96	★山东大学△	122	湖北科技学院
97	青岛大学△	123	湖北理工学院
98	山东中医药大学	124	湖北文理学院
99	山东第一医科大学	125	湖北恩施学院
100	山东第二医科大学	126	荆楚理工学院
101	滨州医学院	127	三峡大学科技学院
102	济宁医学院	128	湖北医药学院药护学院
103	齐鲁医药学院	129	长江大学文理学院
104	★郑州大学△	130	★中南大学○

序号	院校名称	序号	院校名称
131	湖南中医药大学	157	桂林医学院
132	南华大学	158	右江民族医学院
133	★湖南师范大学	159	广西科技大学
134	吉首大学	160	海南医学院
135	长沙医学院	161	重庆医科大学△
136	湘南学院	162	陆军军医大学○
137	湖南医药学院	163	★重庆大学
138	邵阳学院	164	★四川大学○
139	湖南师范大学树达学院	165	★成都中医药大学
140	南华大学船山学院	166	西南医科大学
141	★中山大学○	167	川北医学院
142	★广州中医药大学	168	成都医学院
143	南方医科大学○	169	成都大学
144	★广州医科大学	170	攀枝花学院
145	★暨南大学	171	★电子科技大学
146	汕头大学△	172	贵州医科大学
147	广东医科大学	173	遵义医科大学
148	广东药科大学	174	遵义医科大学医学与科技学院
149	深圳大学	175	贵州医科大学神奇民族医药学院
150	韶关学院	176	昆明医科大学
151	嘉应学院	177	大理大学
152	★华南理工大学	178	昆明理工大学
153	★南方科技大学	179	★云南大学
154	香港中文大学(深圳)	180	昆明学院
155	广西医科大学△	181	昆明医科大学海源学院
156	广西中医药大学	182	★西藏大学

序号	院校名称	序号	院校名称
183	西藏民族大学	192	西北民族大学
184	★西安交通大学△	193	河西学院
185	★空军军医大学○	194	甘肃医学院
186	陕西中医药大学	195	★青海大学
187	延安大学	196	宁夏医科大学
188	西安医学院	197	新疆医科大学△
189	★西北大学	198	★石河子大学
190	★兰州大学	199	新疆第二医学院
191	甘肃中医药大学	200	塔里木大学

注:表中用楷体表示独立学院。

中医学(含民族医学)本科专业分布

表附2-1中标★者是"双一流"高校,标○者是开设九年制中医学专业的学校,标△者为开设中医学"5+3"一体化专业的学校。数据截至2023年底。

表附2-1　中医学(含民族医学)本科专业分布

序号	院校名称	序号	院校名称
1	★北京中医药大学○△	15	内蒙古民族大学
2	首都医科大学	16	赤峰学院
3	★天津中医药大学○△	17	辽宁中医药大学△
4	河北中医药大学△	18	辽宁中医药大学杏林学院
5	承德医学院	19	★延边大学
6	河北北方学院	20	长春中医药大学△
7	华北理工大学	21	长春科技学院
8	河北大学	22	黑龙江中医药大学△
9	华北理工大学冀唐学院	23	★上海中医药大学○△
10	北京中医药大学东方学院	24	海军军医大学
11	山西中医药大学△	25	★南京中医药大学○△
12	山西大同大学	26	南京中医药大学翰林学院
13	内蒙古医科大学	27	温州医科大学
14	内蒙古科技大学包头医学院	28	浙江中医药大学△

序号	院校名称	序号	院校名称
29	温州医科大学仁济学院	50	★暨南大学
30	浙江中医药大学滨江学院	51	广东药科大学
31	安徽中医药大学△	52	广西中医药大学△
32	福建中医药大学△	53	广西中医药大学赛恩斯新医药学院
33	★厦门大学	54	海南医学院
34	江西中医药大学△	55	重庆医科大学
35	井冈山大学	56	重庆中医药学院
36	南昌医学院	57	★成都中医药大学○△
37	山东中医药大学△	58	西南医科大学
38	潍坊医学院	59	成都医学院
39	滨州医学院	60	成都体育学院
40	河南中医药大学△	61	贵州中医药大学
41	南阳理工学院	62	贵州中医药大学时珍学院
42	湖北中医药大学△	63	云南中医药大学
43	湖北民族大学	64	滇西应用技术大学
44	三峡大学	65	陕西中医药大学
45	湖南中医药大学△	66	甘肃中医药大学△
46	长沙医学院	67	★青海大学
47	湖南中医药大学湘杏学院	68	西藏藏医药大学
48	★广州中医药大学○△	69	宁夏医科大学
49	★南方医科大学	70	新疆医科大学

注:表中用楷体表示独立学院。

医学门类主要本科专业简介

以下内容部分参考了教育部高等教育司编写的《普通高等学校本科专业目录和专业介绍》和"阳光高考"网站(https://gaokao.chsi.com.cn)中"专业解读"栏目等有关内容。

基础医学

基础医学的主要任务是用现代科学技术研究人体的基本结构与功能,研究疾病的本质及防治的基础理论。该学科研究方法以实验为主,学科内容与生物学等许多学科都有交叉。本专业学生主要学习现代自然科学和生命科学、基础医学各学科的基本理论,既要打下数理化等理科的基础,也要学习生理、病理等医学课程。基础医学专业的大部分课程均有30%～40%的实验课,一般会有半年的时间去教学医院的内科、外科、妇产科、儿科等科室实习。

核心课程:人体解剖学与组织胚胎学、医学生物化学与分子生物学、医学生理学、细胞生物学、医学遗传学、医学免疫学、病原生物学、药理学、病理学及病理生理学、内科学、外科学。

就业去向:在高校和科研机构从事教学、科研及实验研究工作,医院辅助科室的技术工作,或医药公司的研发和管理相关工作。

临床医学

临床医学专业是医学门类中最核心的专业之一,也是本科招生量最大的医学专业。该专业所培养的临床医生是我国卫生健康事业的主干力量。

核心课程:人体解剖学、组织胚胎学、生理学、生物化学、病理学、诊断学、内科学、外科学、妇产科学、儿科学。

就业去向:临床医学专业的毕业生中的多数会成为各级医院中的临床医生。此外,毕业生可以选择那些与医学专业相近的新兴行业工作,如制药公司、生物技术公司、保健、康复、美容、家庭护理、临终关怀、养老院等单位;医疗保险、医疗咨询、医疗器械推广等方面的成功人士中也不乏临床医学专业毕业生。

值得注意的是,有些高校所属医学院(部)和校本部是分开招生的,使用不同的代码。例如,北京大学医学部与北京大学校本部在招生时使用不同的院校代码,要分别报考;复旦大学和复旦大学上海医学院都是分开招生的。

麻醉学

麻醉学是一个涉及医学、生物学、工程学等多个学科领域的本科专业。现代麻醉学并不局限于在手术室内为手术患者提供麻醉和镇痛,它已发展成为一门研究临床麻醉学、危重病医学与疼痛诊疗学的围手术期(围绕手术的一个全过程)医学。

主要课程:除了临床医学专业开设的医学公共基础课和临床课以外,还有针对麻醉学专科的麻醉解剖学、麻醉生理学、麻醉药理学、麻醉设备学、临床麻醉学等课程。

就业去向:麻醉学专业毕业生主体将进入各级医院,通过住院医师规范化培训,成为麻醉科医师;从事临床麻醉、疼痛诊疗、急救复苏等工作。

口腔医学

口腔医学是应用现代生物学、基础医学、临床医学、工程学以及其他自然科学的理论和技术,研究和防治口腔及颌面部疾病的一门学科,是现代医学中的一个主要分支。

主要课程:口腔医学专业的学生前期基础课程与临床医学专业相似,在打好全面的基础之后,才开始学习口腔医学专业的基础及临床课程。核心课程有解剖学、组织胚胎学、病理生理学、病理学、诊断学、内科学、外科学、口腔解剖生理学、口腔组织病理学、口腔材料学、口腔预防医学、牙体牙髓病学、牙周病学、口腔黏膜病学、儿童口腔病学、口腔颌面外科学、口腔修复学、口腔正畸学、口腔颌面影像诊断学。

就业去向:可面向口腔专科医院、综合医院口腔科、城市社区卫生服务中心、私人牙科诊所、农村乡镇卫生院、口腔保健机构从事临床医疗工作;在美容机构从事相关的面部整容、美容等工作;在相关医学高校、科研院所从事教育和科研工作;还可从事口腔医疗器材或口腔护理用品的设计、生产和营销等其他相关的职业。

口腔医学专业不同于口腔医学技术专业。一是学科类别不同:前者属于口腔医学类,授予医学学士学位;后者则属于医学技术类,授予理学学士学位。二是就业去向不同:想要成为口腔医生,必须通过口腔医师资格考试,但是口腔医学技术专业的学生则不可以考取医师资格证成为医生,而是成为口腔技师,在医院或口腔材料、器械、设备的制造和研发公司或者工厂等从事相关技术工作。

预防医学

预防医学是一门致力于疾病预防、控制和公共卫生措施的学科。它通过科学研究和实践,探索如何通过改变生活方式、环境和社会条件来减少疾病的发生率,提高人们的健康水平。

预防医学作为一门交叉学科,融合了医学、公共卫生、社会学、环境科学等多个领域的知识。它强调预防为主,通过全面的预防措施来降低疾病的风险,提高人群的整体健康水平。

核心课程:流行病学、卫生统计学、健康教育学、职业卫生学、环境卫生学、营养与食品卫生学、卫生事业管理、卫生毒理学基础、儿童少年卫生学、妇女保健学。

就业去向:毕业生可以在医院、社区卫生服务中心、疾病预防控制中心、公共卫生部门以及相关的非政府组织和学术机构从事预防医学相关工作。可以参与制定公共卫生政策、开展健康教育、进行疾病监测和防控、推动公共卫生项目的实施等。主要对口工作单位是医院疾病预防科室、研究所、出入境检验检疫局、食品药品监管局以及卫生主管部门。

医学影像学

医学影像学就是运用影像技术手段、利用影像设备所呈现的人体内部结构影像信息对人体健康状况进行评价、诊断、干预和研究的一门科学,包括影像诊断、介入医学、超声医学、影像技术学和核医学等亚专科。近几年,随着"精准医学""人工智能"等概念的提出,计算机、医学图像处理及各种影像技术日新月异,介入微创技术应用日益广泛,医学影像学发展迅猛。未来医学影像发展将聚焦精准医疗、3D可视化、影像组学等领域。

主要课程:人体解剖学、组织胚胎学、生理学、生物化学、病理学、诊断学、内科学、外科学、妇产科学、儿科学、影像物理学、影像设备学、影像技术学、影像解剖学、影像诊断学、超声诊断学、影像介入学、核医学、放射治疗学。

就业去向:到医院等医疗卫生单位从事临床医学影像诊断、放射治疗工作、医学教育及医学科研工作,也可从事医学影像诊断、介入放射学、核医学成像技术等方面的工作。

医学影像学专业不同于医学影像技术专业。前者是临床医学类专业,授予医学学士学位;后者是医学技术类专业,授予理学学士学位。医学影像学的专业课程以基础医学、临床医学以及影像诊断类课程为主;医学影像技术的专业课程以医学影像设备操作、医学影像信号采集/分析/处理等技术类课程为主。一般来说,医学影像学专业毕业生须获得执业医师资格证和参加住院医师规范化培训,成为医学影像医师。而医学影像技术专业毕业生不能考医师资格证,可以考取医学影像技师资格证。

法医学

法医学是为司法服务的医学,是以医学为基础,沟通法学与医学两个学科门类的桥梁学科,在法制实践中研究并解决人身损害、死亡、身份鉴识等问题,为刑事侦查提供线索,为司法审判、灾害事故鉴定等提供科学依据。法医工作涉及医学、化学、生物、工程、刑侦、法律等多个领域;相应地,法医学有很多分支学科。

核心课程:人体解剖学、生物化学与分子生物学、病理学、法医病理学、临床法医学、法医物证学、法医精神病学、法医毒物分析学、司法鉴定、诉讼法学。

当前法医学专业毕业生主要的就业方向为公安、政法机关、司法鉴定机构和保险公司从事法医学检案鉴定工作和在法庭科学实验室从事法庭科学理论技术方面研究工作,可匹配司法鉴定人、实验员、法医助理、司法鉴定助理、医疗核损等岗位。

中医学

中医是中国传统医学的简称,是一个和西医相对而言的概念。中医学是在中国传统哲学理论的指导下研究人体的生理病理、疾病诊断与防治以及养生康复的一门医学科学。与西医相比,中医有独特的生命观、疾病观、预防观、整体观、自然观、治疗观和辨证观等,具有自身独特的思维方式。

核心课程:中医基础理论、中医诊断学、中药学、方剂学、中医经典、针灸学、中医内科学、中医外科学、中医妇科学、中医儿科学。

就业去向:一是中医临床医疗工作,由于竞争激烈,目前本科毕业生留在大城市大医院从事临床工作的机会较少,主要去向为县级、乡镇级医院;二是在药厂或医药公司从事中药研制、开发或药物销售工作;三是去往中医养生等预防保健机构,擅长针灸的学生可以考虑这个就业渠道;四是转向全科医生,在社区、街道医院或基层医疗工作单位做全科医生。

针灸推拿学

针灸推拿学是中医药的重要组成部分,针灸已成为传播中华优秀传统文化和服务人类健康的重要载体。作为中医药走向世界的排头兵,目前世界上 183 个国家和地区在使用针灸技术,多个国家陆续将针灸纳入本国的医疗保险体系。

核心课程:中医基础理论、中医诊断学、经络腧穴学、刺法灸法学、针灸治疗学、推拿手法学、推拿治疗学、中医内科学、中医骨伤科学、正常人体解剖学。

就业去向:该专业毕业生可进入各级中医院、综合医院的针灸、推拿、康复等科室工作;也可在中医药教学、科研机构从事针灸推拿相关的教学和科学研究工作,参与新疗法的研究与推广;还可进入美容保健行业或自主创业。随着中医国际化的推进,具备良好英语沟通能力的毕业生还有机会到国外从事针灸推拿相关工作。

药学

药学的任务包括研究、发现和生产药物及其制剂,阐明药物的作用及机制,制定药品质量标准,控制药品质量,合理使用药物,监督和管理药品等。中国的制药业若要摆脱依赖仿制药、进口药的局面,需要更多的专业人才加入新药开发的队伍。其中,很多专业高质量人才非常稀缺;同时,一系列规划政策的出台是为了鼓励更多专业技术人员加入执业药师队伍。

核心课程:药学主要以化学和生物医学为基础。核心课程有有机化学、分析化学、物理化学、人体解剖生理学、生物化学、微生物学与免疫学、药物化学、天然药物化学、生药学、临床医学概论、药剂学、药理学、药物分析、药物动力学。

就业去向:一是科研人员——在大学、研究所、药厂的研究部门,从事药物的研发工作;二是医院药剂师——在医院药剂科、药房、药厂等从事制剂、质检、临床药学等工作;三是药检人员——在药检所从事药物的质量鉴定和制定相应的质量标准;四是公司职员、医药销售人员——在医药贸易公司或制药企业从事药品生产、流通及销售等工作。

中药学

中药是指在中医药理论的指导下,用以预防、诊断和治疗疾病及康复保健的部分天然物及加工品。它的关键在于对中药的认识和使用都必须在中医药理论的指导下进行。中药学是以中医药理论为指导,研究中药相关理论、技术与方法的一门学科,其研究领域涵盖中药资源、鉴定、炮制、制剂、应用与流通全过程,包括中药基本理论、资源利用、作用机理、应用方式、质量控制、药用物质基础与现代工艺研究、安全性与有效性评价、营销与管理等方面。

核心课程:基础化学、生物化学、中药化学、药理学、中医学基础、临床中药学、方剂学、药用植物学、中药药剂学、中药鉴定学、中药炮制学、中药药理学、中药分析、药事管理与法规。

就业去向:一是院校、科研机构,主要从事中药学科研教育工作;二是药店、医院药房,参与药品的管理、流通和配置,协助医生制定用药计划等;三是药厂、医药企业及相关企业(如保健品、化妆品公司),主要从事和中药有关的研发、生产、管理、检验工作;四是药品销售企业,主要从事药品销售工作。

药物制剂

本专业主要培养具备药学、药剂学和药物制剂工程等方面的基本理论知识和基本实验技能,能在药物制剂和与制剂技术相关联的领域从事研究、开发、工艺设计、生产技术改进和质量控制等方面工作的高级科学技术人才。通俗地说:药片里的有效成分属于药学的研究范畴,有效成分在成药中占据很少的比例,而其他的辅料则属于药剂学的研究范畴。怎样制作出无副作用的高质量辅料,是药剂研究者面临的最大挑战。

核心课程:分析化学、有机化学、物理化学、人体解剖生理学、微生物学与免疫学、生物化学、药物化学、药理学、药物分析、工业药剂学、生物药剂学与药物动力学、药用高分子材料学、制剂工程学、化工原理。

就业去向:各大药企等,就业岗位包括专业药品卫生检查、药物新制剂开发、专业药品合成等。

眼视光学

眼视光学是以保护人眼视觉健康为主要内容的医学学科,是以眼科学和视光学为主,结合现代医学、生理学、应用光学、生物医学工程等知识构成的一门专业性强、涉及面广的交叉学科。

核心课程:生理学、解剖学、几何光学、病理学、免疫学、医学统计学、眼科学基础、眼科光学基础、眼科学、耳鼻喉科学、内科学、医学心理学、生理光学、临床视光学、眼镜学、角膜接触镜学、眼视光器械学、眼视光特殊检查学、眼科治疗学、眼公共卫生学、验光学、斜视弱视学、双眼视和低视力学。

就业去向:综合性医院眼科、眼科医院。也有部分毕业生选择视光学相关企业、高等院校等。

康复治疗学

康复治疗学是医学与残疾学、心理学、工程学等相互交叉渗透形成的边缘科学。任务是研究对残疾和功能障碍的预防、诊断评估、治疗处理的理论和技术,运用运动疗法、作业疗法、言语疗法、物理疗法、心理疗法、职业训练、社区康复及我国传统的中医疗法等治疗体系,使残疾人和伤病员能尽量恢复或取得生理上、职业上和社会活动上的功能或能力,改善生活质量,促进融入社会。

主要课程:中医学基础、人体解剖学、针灸学、推拿学、神经病学、运动医学、康复评定学、康复疗法学、临床康复学、康复工程学。

就业去向:综合医院、中医医院、康复专科医院、妇幼保健院等各类医疗卫生机构,特殊学校、民政福利机构以及在运动队、体育训练基地、疗养院和康复相关企业工作。

医学检验技术

医学检验技术是联系基础医学与临床医学的一门桥梁学科;它运用物理学、化学、免疫学、微生物学、分子生物学等多学科的实验技术和现代化仪器,对取自人体的血液、体液、分泌物等材料进行实验室检查/检验,以获得反映病原体、病理变化和脏器功能状态等资料;从而为疾病的预防、鉴别诊断、治疗监测、预后评估以及健康管理提供科学依据。

目前医学检验学科发展得相当迅速,应用范围越来越广,在疾病诊断、病情监测、预后判断、健康评估以及个性化诊断、个性化用药、精准化治疗等方面都发挥着越来越重要的作用。

核心课程:组织学与胚胎学、细胞生物学、分子生物学、生物化学、生理学、病理学、医学统计学、医学免疫学、病原生物学、分析化学、检验仪器学、临床基础检验、临床病原生物学检验、临床免疫学检验、临床血液学检验、临床生物化学检验、实验室管理学、临床医学概要等。

就业去向:在各类医院、医学研究机构从事医学检验工作;在科研院所、医疗试剂公司从事诊断试剂研发及生产工作;在医疗机构或学校实验室从事教学科研工作;在医疗器械及试剂公司从事技术支持、研发、销售工作。

卫生检验与检疫

卫生检验与检疫专业是公共卫生和预防医学领域的重要专业之一,其主要任务是进行食品、药品、化妆品等产品的质量和安全检验以及对入境出境动植物、产品等进行检疫和防控工作。在突发公共卫生事件中,及时准确地进行卫生检验与检疫工作,可以有效地防止疾病的传播和蔓延,保护人们的生命安全。

核心课程:分析化学、仪器分析、卫生微生物、病原生物学、食品理化检验、空气理化检验、水质理化检验、生物材料检验、病毒学检验、免疫学检验、临床检验、细菌学检验、检验检疫。

就业去向:可在疾病预防控制中心、卫生监督局、药品监督管理部门、环境卫生监测部门、食品卫生监测机构、食品生产企业、技术监督局、医院检验科及化妆品行业等工作。

护理学

当前,护理已经不仅仅包括打点滴、量血压、抽血、换药这些基本技能,从业者还要系统掌握临床医学知识和相关人文社会科学知识,具备对服务对象实施整体护理及社区健康服务的基本能力。随着我国医疗健康服务体系的不断完善和人们对健康需求的日益增长,护理学专业的重要性越发凸显。护理人员不仅在医疗护理工作中发挥重要作用,还参与公共卫生管理、疾病预防、健康教育等多个领域。本科层次、技术全面的护理人才在我国有很大的需求。

核心课程:人体解剖学、病理生理学、药理学、病原生物学、健康评估、护理学基础、内科护理学、外科护理学、妇产科护理学、儿科护理学、精神科护理学、社区护理学、护理伦理学。

就业去向:在医院、社区医疗机构、康复机构从事护理、健康教育、疾病预防、健康咨询等工作。

智能医学工程

智能医学工程是以现代医学与自然科学理论为基础,融合先进的大数据与云计算、脑科学与人工智能、智能感知与机器人等技术,探索人机协同的智能化诊疗方法和临床应用的一门新兴交叉学科。它紧密结合医疗健康与人工智能、机器人、大数据等新兴产业,把临床需求作为出发点和落脚点,布局医学与智能的交叉融合、转化创新。智能医学工程强调新兴智能技术在医学中的应用,包括医学数据的智能感知、智能分析和智能决策,其研究内容包括智能药物研发、医疗机器人、智能诊疗、智能影像识别、智能健康数据管理等。

核心课程:人体解剖学基础、生理学和病理学基础、脑科学与认知、电路理论基础、电子技术基础、医学影像成像原理、数据结构与数据库技术、信号与线性系统、自动控制理论、机器学习与模式识别、数字图像处理、医学信号处理、医学传感器及测量、深度学习与医学大数据挖掘和现代医学仪器。

就业去向:学生毕业后可在大型综合性医院或医疗机构中从事智能手术、精准医疗、智能康复、远程医疗等相关工作;或在高校、研究院所、人工智能以及智能医疗相关企业从事智能医学仪器的研发、智能医学系统的搭建、智能医学数据的挖掘等等工作。

第二轮"双一流"建设高校中的医学类一流学科名单

北京协和医学院：临床医学、公共卫生与预防医学、药学

北京中医药大学：中医学、中西医结合、中药学

天津医科大学：临床医学

天津中医药大学：中药学

复旦大学：基础医学、临床医学、公共卫生与预防医学、中西医结合、药学

上海交通大学：基础医学、临床医学、口腔医学、药学

上海中医药大学：中医学、中药学

南京医科大学：公共卫生与预防医学

南京中医药大学：中药学

中国药科大学：中药学

浙江大学：基础医学、临床医学、药学

山东大学：临床医学

郑州大学：临床医学

武汉大学：口腔医学

华中科技大学：基础医学、临床医学、公共卫生与预防医学

中山大学：基础医学、临床医学、药学

暨南大学：药学

广州医科大学：临床医学

广州中医药大学：中医学

四川大学：基础医学、口腔医学、护理学

成都中医药大学:中药学

海军军医大学:基础医学

空军军医大学:临床医学

（注:北京大学和清华大学在第二轮"双一流"建设中自主确定建设学科并自行公布）

医学类国家重点学科名单

国家重点学科是国家根据发展战略与重大需求,择优确定并重点建设的培养创新人才、开展科学研究的重要基地,在高等教育学科体系中居于骨干和引领地位。在医学门类中,共有一级学科国家重点学科 17 个,二级学科国家重点学科 151 个,国家重点(培育)学科 45 个,详见下表。

一、一级学科国家重点学科

表附 5-1　一级学科国家重点学科

学科名称	学 校 名 称
基础医学	复旦大学
	第二军医大学
	第四军医大学
口腔医学	北京大学
	四川大学
中医学	北京中医药大学
	广州中医药大学
中西医结合	复旦大学
药学	北京大学
	北京协和医学院—清华大学医学部,清华大学
	中国药科大学

续 表

学科名称	学校名称
	第二军医大学
中药学	北京中医药大学
	黑龙江中医药大学
	上海中医药大学
	南京中医药大学
	成都中医药大学

二、 二级学科国家重点学科

表附 5 - 2　二级学科国家重点学科

学科名称	学校名称
人体解剖与组织胚胎学	山东大学
	南方医科大学
免疫学	北京大学
	北京协和医学院—清华大学医学部,清华大学
	第三军医大学
病理学与病理生理学	北京大学
	北京协和医学院—清华大学医学部,清华大学
	上海交通大学
	华中科技大学
	中南大学
	汕头大学
法医学	四川大学
	西安交通大学
放射医学	苏州大学
内科学(肾病,心血管病,血液病)	北京大学
内科学	北京协和医学院—清华大学医学部,清华大学
内科学(呼吸系病,心血管病)	首都医科大学
内科学(呼吸系病,内分泌与代谢病)	中国医科大学

学科名称	学 校 名 称
内科学(传染病,肾病,心血管病)	复旦大学
内科学	上海交通大学
内科学(血液病)	苏州大学
内科学(心血管病)	南京医科大学
内科学(传染病)	浙江大学
内科学(心血管病)	山东大学
内科学(心血管病,血液病,呼吸系病)	华中科技大学
内科学(内分泌与代谢病)	中南大学
内科学(内分泌与代谢病,肾病)	中山大学
内科学(呼吸系病)	广州医科大学
内科学(呼吸系病,消化系病)	四川大学
内科学(传染病)	重庆医科大学
内科学(消化系病)	南方医科大学
内科学(消化系病)	第二军医大学
内科学(传染病,呼吸系病,心血管病)	第三军医大学
内科学(传染病,消化系病)	第四军医大学
内科学(呼吸系病,肾病)	解放军医学院
儿科学	北京大学
	首都医科大学
	复旦大学
	上海交通大学
	浙江大学
	四川大学
	重庆医科大学
老年医学	解放军医学院
神经病学	首都医科大学
	吉林大学

学科名称	学校名称
	复旦大学
	中南大学
	中山大学
	重庆医科大学
精神病与精神卫生学	北京大学
	中南大学
皮肤病与性病学	北京大学
	北京协和医学院—清华大学医学部,清华大学
	中国医科大学
	安徽医科大学
	第四军医大学
影像医学与核医学	北京协和医学院—清华大学医学部,清华大学
	复旦大学
	四川大学
	第二军医大学
临床检验诊断学	重庆医科大学
外科学(骨外,泌尿外)	北京大学
外科学(骨外,胸心外)	北京协和医学院—清华大学医学部,清华大学
外科学(神外)	首都医科大学
外科学(泌尿外,神外)	天津医科大学
外科学(普外)	中国医科大学
外科学	复旦大学
外科学(骨外,整形)	上海交通大学
外科学(普外)	南京大学
外科学(骨外)	苏州大学
外科学(普外)	浙江大学
外科学(泌尿外,普外)	华中科技大学

学科名称	学校名称
外科学（胸心外）	中南大学
外科学（普外）	中山大学
外科学（骨外，普外，胸心外）	四川大学
外科学（泌尿外）	西安交通大学
外科学	第二军医大学
外科学	第三军医大学
外科学（骨外，神外，胸心外）	第四军医大学
外科学（骨外，烧伤）	解放军医学院
妇产科学	北京大学
	北京协和医学院—清华大学医学部，清华大学
	复旦大学
	山东大学
	华中科技大学
	四川大学
眼科学	北京大学
	首都医科大学
	复旦大学
	中山大学
	青岛大学
耳鼻咽喉科学	首都医科大学
	复旦大学
	中南大学
	中山大学
	解放军医学院
肿瘤学	北京大学
	北京协和医学院—清华大学医学部，清华大学
	天津医科大学

学科名称	学校名称
	复旦大学
	浙江大学
	中山大学
	四川大学
运动医学	北京大学
麻醉学	北京协和医学院—清华大学医学部,清华大学
	华中科技大学
口腔基础医学	武汉大学
口腔临床医学	上海交通大学
	第四军医大学
流行病与卫生统计学	北京大学
	复旦大学
	山东大学
劳动卫生与环境卫生学	中国医科大学
	南京医科大学
	华中科技大学
营养与食品卫生学	哈尔滨医科大学
	四川大学
卫生毒理学	中山大学
军事预防医学	第三军医大学
	第四军医大学
中医基础理论	辽宁中医药大学
	山东中医药大学
中医临床基础	浙江中医药大学
中医医史文献	南京中医药大学
	山东中医药大学
方剂学	黑龙江中医药大学

续　表

学科名称	学校名称
中医诊断学	湖南中医药大学
中医内科学	天津中医药大学
	上海中医药大学
中医外科学	上海中医药大学
中医骨伤科学	上海中医药大学
中医妇科学	黑龙江中医药大学
	成都中医药大学
中医儿科学	南京中医药大学
中医五官科学	成都中医药大学
针灸推拿学	天津中医药大学
	成都中医药大学
中西医结合基础	北京中医药大学
	河北医科大学
中西医结合临床	天津医科大学
	大连医科大学
	南方医科大学
	第二军医大学
药剂学	沈阳药科大学
	复旦大学
	四川大学
药理学	哈尔滨医科大学
	南京医科大学
	中南大学
	中山大学

三、国家重点（培育）学科

表附 5-3　国家重点(培育)学科

学科名称	学校名称
人体解剖与组织胚胎学	第三军医大学
病原生物学	中山大学
病理学与病理生理学	南京医科大学
	浙江大学
	郑州大学
	南方医科大学
法医学	河北医科大学
内科学(消化系病)	首都医科大学
内科学(内分泌与代谢病)	天津医科大学
内科学(心血管病)	武汉大学
内科学(传染病)	华中科技大学
内科学(消化系病)	第三军医大学
神经病学	上海交通大学
精神病与精神卫生学	四川大学
皮肤病与性病学	西安交通大学
影像医学与核医学	首都医科大学
	中国医科大学
	华中科技大学
	第四军医大学
外科学(普外)	北京协和医学院—清华大学医学部,清华大学
外科学(普外)	哈尔滨医科大学
外科学(普外)	中南大学
外科学(骨外)	南方医科大学
外科学(普外)	第四军医大学
外科学(整形)	第四军医大学
外科学(普外)	解放军医学院

续　表

学 科 名 称	学 校 名 称
妇产科学	浙江大学
眼科学	浙江大学
	第三军医大学
肿瘤学	广西医科大学
麻醉学	四川大学
口腔基础医学	上海交通大学
	第四军医大学
少儿卫生与妇幼保健学	北京大学
	华中科技大学
卫生毒理学	第三军医大学
中医医史文献	上海中医药大学
中医内科学	黑龙江中医药大学
	南京中医药大学
	山东中医药大学
针灸推拿学	上海中医药大学
中西医结合基础	华中科技大学
药物化学	山东大学
药物分析学	浙江大学
药理学	华中科技大学

　　资料来源：教育部网站（http://www. moe. gov. cn/s78/A22/s8305/s8306/s8308/201409/t20140910_174763. html)

　　注：以上名单公布后，教育部又于 2011 年批准青海大学的内科学（高原医学）为二级学科国家重点学科，于 2012 年批准遵义医学院的药理学和贵阳中医学院的中药学为国家重点（培育）学科。

中国内地医学院校第三方评价一览

　　Quacquarelli Symonds(以下简称 QS)、美国新闻和世界报道(以下简称 *U.S. News*)、晤士高等教育(*Times Higher Education*,以下简称 THE)、上海软科教育信息咨询有限公司(2003 年首次推出世界大学学术排名"Academic Ranking of World Universities",故以下简称 ARWU)是国际高等教育界关注度和认可度比较高的四个排名机构。以下整理了中国内地高校尤其是医学院校在这四个排名机构发布的榜单的上榜情况,供读者参考。

一、 上海软科教育信息咨询有限公司排名

　　根据 2023 年 8 月发布的世界大学学术排名(ARWU),在上榜的全球 1 000 所高校中,有中国内地高校 191 所,其中独立设置的医学院校 18 所,详见表附 6-1:

表附 6-1　中国内地独立设置的医学院校在 ARWU 的排名

名次	学校	名次	学校
201～300	首都医科大学	501～600	安徽医科大学
201～300	南京医科大学	501～600	天津医科大学
201～300	北京协和医学院	501～600	温州医科大学
401～500	广州医科大学	601～700	中国医科大学
401～500	南方医科大学	601～700	重庆医科大学

续　表

名次	学校	名次	学校
601～700	福建医科大学	901～1000	大连医科大学
601～700	哈尔滨医科大学	901～1000	广西医科大学
701～800	山东第一医科大学	901～1000	山西医科大学
801～900	河北医科大学	901～1000	徐州医科大学

资料来源：https://www.shanghairanking.com/rankings/arwu/2023

另外，ARWU同年还发布世界一流学科排行榜，在临床医学学科上榜的500所高校中，有中国内地高校17所，详见表附6-2。

表附6-2　中国内地高校临床医学学科在 ARWU 的排名

名次	学校	名次	学校
151～200	复旦大学	301～400	清华大学
151～200	北京协和医学院	301～400	武汉科技大学
151～200	上海交通大学	401～500	中南大学
201～300	首都医科大学	401～500	南京大学
201～300	北京大学	401～500	四川大学
201～300	武汉大学	401～500	南方医科大学
301～400	华中科技大学	401～500	西安交通大学
301～400	南方科技大学	401～500	浙江大学
301～400	中山大学		

资料来源：https://www.shanghairanking.com/rankings/gras/2023/RS0401

二、 美国新闻与世界报道排名

根据 *U. S. News* 2024 年 6 月发布的"Best Global Universities Rankings"，全球 2250 所高校上榜，中国内地高校 396 所，其中独立设置的医学院校 55 所，名列前 20 位如表附 6-3 所示。

表附 6-3　中国内地独立设置的医学院校在 *U.S.News* 排名前 20 位名单

名次	学校	名次	学校
521	北京协和医学院	1 248	天津医科大学
635	南方医科大学	1 308	安徽医科大学
737	南京医科大学	1 335	南京中医药大学
871	首都医科大学	1 408	海军军医大学
930	广州医科大学	1 414	重庆医科大学
1 030	哈尔滨医科大学	1 446	广州中医药大学
1 114	陆军军医大学	1 486	上海中医药大学
1 141	空军军医大学	1 501	北京中医药大学
1 153	温州医科大学	1 609	大连医科大学
1 153	中国医科大学	1 680	徐州医科大学

资料来源：https://www.usnews.com/education/best-global-universities

另外，根据 *U.S.News* 的分学科排名，在临床医学学科上榜的 1 000 所高校中，有中国内地高校 81 所，其中前 20 名的院校如表附 6-4 所示。

表附 6-4　中国内地高校临床医学学科在 *U.S.News* 排名前 20 位名单

名次	学校	名次	学校
61	复旦大学	162	中南大学
63	上海交通大学	178	南方医科大学
66	北京大学	213	首都医科大学
91	中山大学	216	南京医科大学
109	北京协和医学院	293	南京大学
111	华中科技大学	306	中国科学院大学
118	清华大学	315	郑州大学
123	浙江大学	325	西安交通大学
150	武汉大学	333	哈尔滨医科大学
155	四川大学	340	东南大学

资料来源：https://www.usnews.com/education/best-global-universities/china/clinical-medicine

三、QS 排名

根据 2024 年 6 月公布的"QS World University Rankings",上榜的 1 500 多所高校中,有 71 所中国内地高校(详见 https://www.topuniversities.com/world-university-rankings),北京中医药大学是唯一上榜的独立设置的医学院校。

在 QS 的分学科排名中,在医学学科(*Medicine*)上榜的 721 所高校中,有中国内地高校 34 所,其中前 20 名的院校如表附 6-5 所示。

表附 6-5　中国内地高校医学学科在 QS 分学科排名前 20 位名单

名次	学校	名次	学校
36	北京大学	201—250	南京大学
61	清华大学	251—300	中国科学院大学
64	复旦大学	301—350	中南大学
83	上海交通大学	301—350	中国科学技术大学
96	浙江大学	401—450	山东大学
144	华中科技大学	401—450	同济大学
150	中山大学	401—450	厦门大学
165	北京协和医学院	401—450	西安交通大学
167	四川大学	451—500	南京医科大学
190	武汉大学	451—500	东南大学

资料来源:https://www.topuniversities.com/university-subject-rankings/medicine

四、"泰晤士高等教育"排名

根据"泰晤士高等教育"(THE)公布的"World University Rankings 2024",上榜的 1 906 所高校中,有 86 所是中国内地高校,其中独立设置医学院校 7 所,如表附 6-6 所示。

表附 6-6　中国内地独立设置的医学院校在 THE 的排名

名次	学校	名次	学校
351—400	南方医科大学	801—1 000	广州医科大学
601—800	首都医科大学	801—1 000	南京医科大学

续　表

名次	学校	名次	学校
801—1 000	温州医科大学	1 201—1 500	浙江中医药大学
1 201—1 500	徐州医科大学		

资料来源：https://www.timeshighereducation.com/world-university-rankings

在 THE 的分学科排名中，在医学学科（*Clinical and Health*）上榜的 1 059 所高校中，有中国内地高校 40 所，其中前 20 名的院校如表附 6 - 7 所示。

表附 6 - 7　中国内地高校医学学科在 THE 分学科排名前 20 位名单

名次	学校	名次	学校
14	清华大学	201 - 250	南方科技大学
24	北京大学	201 - 250	同济大学
38	复旦大学	251 - 300	南方医科大学
52	上海交通大学	251 - 300	厦门大学
56	四川大学	301 - 400	首都医科大学
82	浙江大学	301 - 400	暨南大学
83	华中科技大学	301 - 400	南京医科大学
84	武汉大学	301 - 400	南开大学
101 - 125	南京大学	301 - 400	深圳大学
101 - 125	中山大学	301 - 400	华南理工大学

资料来源：https://www.timeshighereducation.com/world-university-rankings/2024/subject-ranking/clinical-pre-clinical-health

2023—2024 学年招收本科临床医学专业（英语授课）来华留学生的高等学校名单及招生计划表

表附 7-1　2023—2024 学年招收本科临床医学专业（英语授课）

来华留学生的高等学校名单及招生计划表

序号	学校	招生计划数	序号	学校	招生计划数
1	吉林大学	80	16	南方医科大学	100
2	中国医科大学	100	17	暨南大学	100
3	大连医科大学	100	18	广西医科大学	100
4	首都医科大学	100	19	四川大学	100
5	天津医科大学	100	20	重庆医科大学	90
6	山东大学	78	21	哈尔滨医科大学	60
7	复旦大学	40	22	北华大学	40
8	新疆医科大学	100	23	锦州医科大学	20
9	南京医科大学	100	24	青岛大学	60
10	江苏大学	100	25	河北医科大学	60
11	温州医科大学（含境外办学）	150	26	宁夏医科大学	60
12	浙江大学	110	27	同济大学	40
13	武汉大学	50	28	石河子大学	60
14	华中科技大学	70	29	东南大学	60
15	西安交通大学	100	30	扬州大学	60

序号	学校	招生计划数	序号	学校	招生计划数
31	南通大学	60	38	郑州大学	20
32	苏州大学	60	39	广州医科大学	60
33	宁波大学	40	40	汕头大学	20
34	福建医科大学	60	41	昆明医科大学	60
35	安徽医科大学	60	42	川北医学院	40
36	徐州医科大学	60	43	西南医科大学	60
37	三峡大学	20	44	厦门大学	40

资料来源：教育部网站（http://www.moe.gov.cn/srcsite/A20/moe_850/202305/t20230530_1061988.html)

附录八

医学考试相关政策法规摘编

一、《中华人民共和国医师法》(节录)

二、《医师资格考试暂行办法》(节录)

三、《医师资格考试报名资格规定》(节录)

四、《普通高等学校招生体检工作指导意见》(节录)

主要参考文献

1. 中华人民共和国教育部发展规划司.中国高等学校大全(2015年版)[M].北京:北京大学出版社,2015.

2. 中华人民共和国教育部高等教育司.中国普通高等学校本科专业设置大全(2009年版)[M].北京:首都师范大学出版社,2009.

3. 中华人民共和国教育部高等教育司.普通高等学校本科专业目录和专业介绍(2012年)[M].北京:高等教育出版社,2012.

4. 国务院学位委员会办公室.中国学位授予单位名册2006年版[M].北京:高等教育出版社,2007.

5. 国家卫生健康委员会.中国卫生健康统计年鉴(2023)[M].北京:中国协和医科大学出版社,2024.

6. 朱潮,张慰丰.新中国医学教育史[M].北京:北京医科大学,中国协和医科大学联合出版,1990.

7. 季啸风.中国高等学校变迁[M].上海:华东师范大学出版社,1992.

8. 朱克文,高恩显,龚纯.中国军事医学史[M].北京:人民军医出版社,1996.

9. 中国中医药年鉴(行政卷)编委会.中国中医药年鉴(行政卷)2023[M].北京:中国中医药出版社,2024.

10. 国家卫生健康委统计信息中心.2015—2020中国卫生健康人力发展报告[M].北京:中国协和医科大学出版社,2022.

图书在版编目（CIP）数据

中国本科医学院校概览/林雷主编.--上海：复旦大学出版社,2024.12.-- ISBN 978-7-309-17794-7

Ⅰ.R-40

中国国家版本馆 CIP 数据核字第 20243959ZH 号

中国本科医学院校概览

林　雷　主编

责任编辑/张　怡

复旦大学出版社有限公司出版发行
上海市国权路 579 号　邮编：200433
网址：fupnet@ fudanpress.com　　http://www.fudanpress.com
门市零售：86-21-65102580　　团体订购：86-21-65104505
出版部电话：86-21-65642845
常熟市华顺印刷有限公司

开本 787 毫米×1092 毫米　1/16　印张 15.25　字数 361 千字
2024 年 12 月第 1 版
2024 年 12 月第 1 版第 1 次印刷

ISBN 978-7-309-17794-7/R · 2141
定价：78.00 元